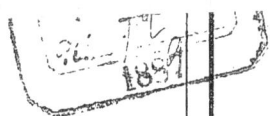
TRAITEMENT

DES

ÉCLAMPTIQUES

PAR

Le Dr BRETHENOUX

(DE CADILLAC)

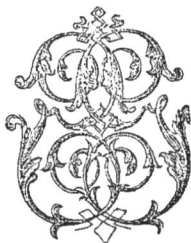

BORDEAUX

G. GOUNOUILHOU, IMPRIMEUR DE LA FACULTÉ DE MÉDECINE

II — RUE GUIRAUDE — II

1889

TRAITEMENT

DES ÉCLAMPTIQUES

TRAITEMENT

DES

ÉCLAMPTIQUES

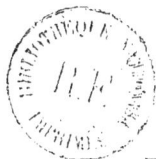

PAR

Le Dr BRETHENOUX

(DE CADILLAC)

Ut prosit ad salutem.

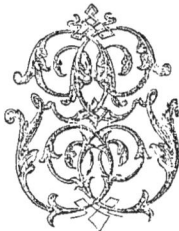

BORDEAUX

G. GOUNOUILHOU, IMPRIMEUR DE LA FACULTÉ DE MÉDECINE

11 — RUE GUIRAUDE — 11

1889

AVANT-PROPOS

Un concours ([1]) fait toujours un vainqueur et des vaincus. J'ai été du nombre de ces derniers. Mais le second rang lui-même est souvent un succès, et je considère la défaite comme très honorable lorsqu'elle s'accompagne d'un rapport pareil à celui qui a été fait sur mon travail et que je suis heureux de mettre comme introduction à mon mémoire :

« J'ai à vous rendre compte encore d'une œuvre très méritante ([2]), portant en tête ce vœu et cet espoir charitables : *Ut prosit ad salutem.* C'est, en effet, un espoir d'utilité qui nous a poussés à choisir le sujet de notre concours; nous avons

voulu encourager un travail qui pût rendre quelque service à l'humanité et nous sommes heureux
et fiers que notre appel ait été si bien entendu
et qu'il ait éveillé de si grandes bonnes volontés.

» Ce nouveau mémoire se recommande par de
très sérieuses qualités. C'est l'œuvre d'un praticien
qui a étudié les faits observés et qui a cherché à
en faire un fondement solide pour la conduite
thérapeutique. Je signalerai spécialement les
quelques pages consacrées à la pathogénie des
accidents éclamptiques; l'auteur, après discussion
des diverses théories, se range à l'opinion qui
admet la nature nerveuse de l'éclampsie. « C'est,
dit-il, une action réflexe des nerfs utérins sur le
système cérébro-spinal dont les causes prédisposantes sont indifféremment l'éréthisme nerveux,
l'hyperémie cérébro-spinale, l'œdème et l'anémie
cérébrale. » Guidé par cette croyance, il est vrai
discutable, l'auteur recommande l'usage du bromure de potassium comme préventif de l'éclampsie. Ce sel agirait comme sédatif du système
nerveux et, de plus, il aurait une autre action sur
laquelle on a peu insisté jusqu'ici, c'est une action
diurétique. Cette vue originale me paraît intéressante à signaler ici. Le bromure de potassium,
donné à petites doses pendant un certain temps,
augmenterait la sécrétion de l'urine, qui est plus

acide, plus chargée de matières colorantes et contient plus de chlorures. Ce médicament est donc
doublement indiqué chez les femmes menacées
d'éclampsie, et les succès obtenus en clinique par
ce moyen paraissent ainsi s'expliquer facilement.
Aussi, l'auteur est-il partisan du bromure comme
préventif; il emploie encore les saignées modérées
chez les femmes pléthoriques et le régime lacté
pendant quelques jours seulement. L'emploi des
toniques et des purgations salines est aussi
indiqué.

» Bien que l'auteur se rallie à la théorie nerveuse
de l'éclampsie et qu'il emploie, comme nous le
verrons plus loin, le chloral dans les cas d'éclampsie confirmée, et cela avec succès, il semble que
les moyens qu'il a recommandés jusqu'ici, bromure comme diurétique, régime lacté, saignées
modérées, doivent agir sans doute sur une altération spéciale du sang qu'il a peut-être un peu
trop reléguée au second plan.

» A signaler encore parmi les soins préventifs,
la discussion sur l'accouchement provoqué avant
l'apparition de l'éclampsie. Le candidat, comme
presque tous les accoucheurs du reste, le repousse
à cause de la difficulté de reconnaître son indication, à cause de ses dangers et de son inutilité
possibles, et aussi à cause de l'existence actuelle

des médicaments qui peuvent le remplacer avec avantage, tels que le chloral, le lait.

» L'accès éclamptique déclaré, l'auteur recommande la conduite à peu près généralement admise aujourd'hui, c'est-à-dire saignée dans quelques cas et anesthésiques. Je n'insiste que pour signaler une bonne étude physiologique sur l'emploi du chloral qui est le médicament de choix. Les injections intra-veineuses sont repoussées avec raison et la voie buccale est préférée. On conseille de donner jusqu'à 10 ou 12 grammes de chloral, en doses séparées, en commençant par 4 grammes en vingt minutes, puis 1 gramme toutes les heures pendant six heures. Les observations de l'auteur où cette méthode a été employée sont encourageantes, mais personnellement nous préférons utiliser la méthode rectale qui nous paraît plus facile, plus sûre et absolument inoffensive.

» Le chapitre consacré au traitement chirurgical nous a paru très bien fait et très sainement discuté au point de vue clinique. L'auteur envisage les situations dans lesquelles le médecin se trouvera : ou bien la grossesse n'a pas atteint le septième mois et il est d'avis de s'abstenir dans ces cas du traitement chirurgical. « En présence des effets souvent merveilleux de la médication chloralique, non seulement nous nous abstenons, dit-il, mais nous déclarons imprudents ceux qui se croient obligés d'intervenir. » Ou bien après sept mois (on pourrait peut-être dire après six mois, depuis les beaux travaux de Tarnier sur la couveuse et le gavage), l'auteur recommande la pratique suivante qui nous paraît très justifiée. Si le travail est commencé, si le col est dilaté ou dilatable et si les accès persistent, employer la narcose complète et vider l'utérus sans violence, de préférence par le forceps. Si les accès diminuent, laisser le travail se faire seul, en surveillant l'état de l'enfant.

» Mais si le col n'est pas dilatable et si en même temps le traitement médical demeure impuissant, si les accès persistent ou augmentent et si la température s'élève, l'auteur est partisan de l'intervention chirurgicale immédiate. Comment agir en ce cas? Il y a deux moyens, l'accouchement forcé ou l'accouchement provoqué. L'accouchement forcé est très grave, il faut le réserver exclusivement pour ces cas malheureux où il y a imminence de la mort de la mère et de l'enfant.

» L'accouchement provoqué pourra être très utile, si on a soin d'employer des moyens rapides de dilatation du col et d'excitation de l'utérus, c'est-à-dire la ponction des membranes et les dila-

tateurs souples de Tarnier et de Barnes, qui ont
une action immédiate et inoffensive. Les soins
consécutifs sont aussi bien étudiés : il faut entre-
tenir le sommeil après la cessation des accès,
surveiller l'hémorragie, enlever les caillots qui
pourraient exciter encore l'utérus, traiter les
complications cérébrales, pulmonaires ou abdo-
minales, qui peuvent survenir, ainsi que les
lésions de la langue, s'il s'en est produit. C'est en
suivant cette conduite rationnelle que l'auteur a
soigné sept cas d'éclampsie avec un seul décès
dû à des complications pulmonaires.

» *En résumé, ce mémoire très sérieux a valu à son
auteur toutes les félicitations de la Commission et, en
d'autres temps, nous aurions été heureux de lui décer-
ner un prix bien mérité.....* »

Ces paroles élogieuses du rapporteur, en me
donnant la vive satisfaction de voir que mon
mémoire n'est pas dépourvu de mérite, ne sont
pas la seule cause qui m'ait déterminé à le livrer
à la publicité. La conviction profonde que j'ai
d'avoir soutenu la théorie vraie de l'éclampsie,
malgré l'autorité que donnent aux idées nouvelles
les noms considérables qui les patronnent, cette
conviction, dis-je, me fait un devoir de publier le
résultat de mon étude et de mon observation cli-

nique, heureux de penser que d'autres praticiens qui, comme moi, voient les malades autrement qu'à travers le prisme d'un microscope, pourront y recueillir quelques idées qui leur faciliteront la tâche qu'ils auront entreprise de faire triompher notre thèse.

TRAITEMENT

DES ÉCLAMPTIQUES

CHAPITRE Ier

Pathogénie de l'éclampsie.

Avant de commencer le traitement des éclamptiques, il nous paraît indispensable de définir ce qu'est
une éclamptique. Pour pouvoir instituer à un malade
une médication rationnelle, il faut bien le connaître.
Or, pour nous, il ne peut y avoir, à proprement parler,
d'éclamptique avant qu'il y ait invasion des accidents
convulsifs. Ce sont eux qui caractérisent ce mal et
en font une entité morbide spéciale. Ce serait une
erreur de considérer la femme éclamptique comme
une femme intoxiquée ou typhisée, dont les troubles
nerveux ne seraient que la dernière expression du
poison ou du typhus, expression qui résiderait le plus
ordinairement dans des convulsions, mais qui pourrait
se traduire différemment, par le délire, par exemple,
sans accidents convulsifs; ce serait transformer l'étude
du traitement de l'éclampsie en celui de l'albuminurie,
ou bien ce serait admettre la septicémie éclamptique,
qui a déjà ses adeptes, et ouvrir ainsi une nouvelle

porte aux microbes, qui s'introduisent partout, absorbant l'attention de tous les travailleurs au détriment de la clinique, le premier livre du médecin. Nous devons donc, par une discussion rapide sur la nature de l'éclampsie, prouver que nous avons raison de ne pas vouloir accepter ces théories, et qu'avant l'accès, la femme enceinte qui présente des phénomènes prémonitoires des accès convulsifs n'est encore qu'une éclamptique *in potentiâ*. Nous ne chercherons pas à discuter longuement les différentes théories qui ont été émises sur la pathogénie de l'éclampsie puerpérale, ce serait sortir du cadre que nous impose le concours. Nous nous contenterons d'un résumé succinct de ce qui a été dit, résumé qui nous permettra d'établir l'opinion que nous nous sommes faite de cette causalité de l'éclampsie, et nous facilitera en même temps la discussion des divers traitements qui ont été institués. Qu'il nous soit permis, au préalable, de dire cependant que nous n'avons pas la prétention de résoudre en maître cette question si ardue, et qu'en discutant et réfutant les assertions des auteurs éminents qui ont écrit sur cette matière, nous n'en respectons pas moins leur savante compétence, et sommes prêt à faire abnégation de nos idées propres aussitôt que de nouveaux arguments plus probants que ceux qui ont été émis jusqu'à ce jour viendront nous montrer que la théorie que nous avons adoptée, et qui d'ailleurs a été soutenue par des maîtres, est une théorie erronée.

Il n'y a que deux manières d'envisager la nature de l'éclampsie. La première est celle des auteurs qui

veulent que cette maladie soit l'effet d'un empoisonnement du sang résultant soit de troubles dans les
fonctions uropoïétiques : l'albuminurie, soit d'une
auto-intoxication; et la seconde, celle des médecins
qui la font dépendre de phénomènes morbigènes
survenus dans le système nerveux.

1° Empoisonnement du sang.

ALBUMINURIE

Blot, dans sa thèse inaugurale, en 1849, démontra
le premier la fréquence de l'albuminurie gravidique.
Elle avait été déjà signalée en Angleterre par les travaux de Blackall, Well's, Simpson, et en France, par
ceux de Rayer; mais Blot attira surtout l'attention sur
les relations qui existent entre l'éclampsie et l'albuminurie. Les recherches ont été continuées dans ce sens
par MM. Bach, Imbert-Gourbeyre, Gubler, Wilger,
Ollivier, Frerisch, Braun et Schottin, Peter, etc... Il
résulte de leurs travaux que l'éclampsie coïncide
presque toujours avec l'albuminurie. Quelques-uns de
ces partisans convaincus de la théorie albuminurique
sont allés jusqu'à prétendre que chez toutes les éclamptiques on doit trouver de l'albuminurie; Peter dit,
d'une façon absolue : « Toutes les femmes grosses
atteintes d'éclampsie sont albuminuriques. Telle est
la proposition faite par Cazeaux, confirmée par Frerisch, Braun et tous ceux qui ont étudié l'éclampsie
chez la femme grosse. » Qu'il nous suffise de dire que
cette assertion ne tient pas devant les faits. Outre que

nous avons été témoin de l'absence de l'albuminurie
dans l'urine d'une femme éclamptique, avant et après
les accès, les auteurs qui ont signalé ce fait sont nombreux, et quelques-uns, tels que Depaul, Trousseau,
P. Dubois, ont une telle autorité, qu'il est impossible
de mettre leurs observations en doute.

Il est plus juste de dire que l'albuminurie gravidique est très fréquente chez les femmes enceintes
en général (que sa cause soit la supéralbuminose, la
polyémie séreuse ou une maladie de rein); qu'elle
est encore relativement beaucoup plus fréquente chez
les éclamptiques; mais que, de même qu'il y a des
femmes grosses sans albuminurie, de même il y a
des éclamptiques qui n'ont pas trace d'albumine dans
leurs urines. C'est un fait acquis dans la science, une
affirmation légitimée par les observations des autorités
les plus compétentes. Les auteurs que nous avons
cités, et qui cherchent à démontrer que l'éclampsie
puerpérale a sa cause dans les troubles de la fonction
uropoïétique, ne se font pas illusion sur la gravité de
ces observations. Aussi, quelques-uns, comme Wilger
dans son travail sur l'éclampsie urémique, prend-il
chacune des observations d'éclampsie sans albuminurie appartenant à Mascaret et à Depaul, et après
les avoir analysées et discutées, déclare-t-il qu'elles ne
peuvent pas être admises; qu'on n'a pas bien cherché
l'albumine ou qu'il y a eu erreur de diagnostic. Nous
ne croyons pas, nous, que ces assertions gratuites
puissent infirmer ce que des maîtres comme Dubois,
Depaul, Scanzoni et beaucoup d'autres déclarent avoir
sérieusement constaté, et il reste établi pour nous et

pour la plupart des esprits impartiaux que l'éclampsie
peut se rencontrer sans albuminurie. Dans ces conditions, il faudrait absolument chercher plusieurs causes
aux accidents éclamptiques, car on ne pourrait raison-
nablement pas faire intervenir l'albuminurie dans les
cas où elle n'existe pas. Mais, avant de tirer cette conclusion, voyons si chez les éclamptiques albuminuriques elles-mêmes, on a la certitude que les accidents
convulsifs ont leur étiologie dans un des phénomènes
morbides qui sont la conséquence de l'albuminurie.
On nous dit bien d'un commun accord qu'il est
naturel de supposer que le rein n'éliminant plus qu'in-
complètement les matériaux de désassimilation dont
l'économie se débarrasse par l'urine, ceux-ci doivent
s'accumuler dans le sang, l'empoisonner et le rendre
inapte à stimuler régulièrement les centres nerveux.
Mais lorsqu'il s'agit de préciser cet agent toxique, les
partisans de la théorie albuminurique ne s'entendent
pas, et ils détruisent réciproquement les doctrines
qu'ils édifient. Elles sont au nombre de trois principales : l'urémie, l'ammoniémie et l'urinémie, que nous
allons rapidement examiner.

a. L'urémie proprement dite. — Bostock, le premier, crut trouver un excès d'urée dans le sang des
éclamptiques; Christison et Grégorie vérifièrent le fait,
et Wilson créa le premier le mot et l'entité morbide
d'*urémie,* désignant l'urée comme l'agent provocateur
des convulsions éclamptiques. Mais cette opinion, qui
avait joui d'un grand crédit en Angleterre, en Allemagne et en France, ne put soutenir l'examen des

faits lorsque des physiologistes voulurent la soumettre
au contrôle de la méthode expérimentale. Claude Bernard, dans ses leçons de physiologie expérimentale au
Collège de France, nous dit qu'il put injecter dans les
veines des animaux de fortes proportions d'urée sans
amener aucun trouble nerveux. On prétend même
que c'est improprement qu'on a désigné sous le nom
d'*urémie* les accidents nerveux qu'on rencontre dans
l'albuminurie, car l'urée, loin d'être un agent toxique,
est un diurétique naturel. Enfin, pour achever le renversement de cette théorie, MM. Devilliers et Regnauld,
Würtz et Berthelot, Gubler et autres ont contesté qu'il
y ait vraiment rétention d'urée dans le sang des éclamptiques.

b. *L'ammoniémie.* — L'intoxication du sang par le
carbonate d'ammoniaque porte le nom d'*ammoniémie*.
C'est Frerisch qui fut l'auteur de cette doctrine. Pour
ce professeur, l'urée éprouverait une oxydation dans
le sang et produirait ainsi un ferment particulier, le
carbonate d'ammoniaque, qui serait la cause des accidents nerveux. Les partisans de cette théorie furent
au début très nombreux, mais aujourd'hui ils sont
rares, et elle a été, comme la précédente, renversée
par Claude Bernard, qui a trouvé du carbonate d'ammoniaque dans le sang à l'état normal, et a prouvé
son innocuité ou tout au moins son impuissance à
produire l'éclampsie puerpérale.

c. *L'urinémie.* — Schottin fit remarquer qu'on rencontre dans le sang des albuminuriques d'autres pro-

duits de dénutrition que l'urée. « Car, dit-il, les reins
ne sécrètent pas seulement de l'urée, mais aussi d'autres principes, comme par exemple des acides et des
matières extractives, et il faut remarquer que ces
matières peuvent jouer un rôle dans la production des
symptômes de l'urémie. » Peter, qui a remis cette
théorie en vigueur, a créé le mot de *typhisation*.
Chalvet et Gubler l'adoptèrent aussi et lui prêtèrent
l'appui de leur autorité. « Cette doctrine, dit Chalvet,
aura toujours sur la précédente l'avantage de reposer
sur un fait incontestable. L'excès des matières extractives dans le sang dont parle Schottin est un fait cons-
tant, non seulement dans l'albuminurie, mais dans
toutes les maladies qui retentissent sur l'organisme
entier; tandis que l'accumulation de l'urée dans cette
humeur, chez les urémiques, est tout au plus une
exception fort rare puisque, dans une dizaine d'analyses, j'ai constamment trouvé l'urée diminuée dans
le sang et dans les urines. »

Les principaux agents toxiques qui ne seraient pas
expulsés par l'émonctoire rénal dans l'albuminurie
seraient : la créatine, la créatinine, la leucine et la
tyrosine. Mais là encore les expériences des physiologistes sont venues renverser la théorie, car l'injection
de ces différentes substances dans les tissus des animaux n'ont amené aucune convulsion. De très belles
expériences ont été faites au laboratoire de physiologie
de Bordeaux par notre savant confrère M. Testut, et
elles n'ont pas été moins probantes que celles de
Claude Bernard au sujet de l'urée. Il a injecté sépara-
ment de la créatine, de la créatinine, de la leucine et

de la tyrosine sans amener jamais aucune convulsion.
Ces expériences ne se sont même pas arrêtées là; il en
fit une autre où il injecta, à quelques minutes d'intervalle, dans la veine fémorale du même chien, tous ces
agents soi-disant toxiques sans constater aucun trouble
nerveux.

M. Feltz est allé plus loin : il a fait des injections
intra-veineuses d'urine chez les animaux, sans obtenir
de résultat probant pour cette théorie.

Les expériences qui sont consignées dans la thèse
du Dr Hypolitte, nous montrent qu'il a pu injecter 300
et 350 grammes d'urine sans obtenir de convulsions.
Des mouvements convulsifs, ne ressemblant en rien à
l'attaque d'éclampsie, ne se sont produits qu'après
avoir préalablement ligaturé les vaisseaux rénaux et
avoir injecté la dose de $\frac{1}{11}$ du poids du corps de
l'animal.

D'ailleurs, nous ne pouvons pas admettre, en thèse
générale, que ces troubles convulsifs de l'urémie ou,
pour dire plus juste, de l'urinémie chez les albuminuriques puissent être comparés à l'accès éclamptique
qui a toujours la même forme, qui ne ressemble à
rien qu'à lui-même, et qu'on ne trouve nulle part dans
son entière modalité que chez les femmes enceintes.
Car enfin, si l'albuminurie ou ses conséquences pouvaient l'engendrer, pourquoi ne le rencontrerait-on
pas quelquefois chez ces malades, où le rein altéré ne
remplit plus ses fonctions, et où l'organisme reste
infecté par toutes les matières extractives de l'urine?
Pourquoi aussi, s'il y avait unité d'origine pour les
troubles convulsifs de l'urémie et de l'éclampsie puer-

pérale, pourquoi, dis-je, y aurait-il cette différence capitale dans la thermométrie de ces deux états pathologiques? Car le thermomètre, à défaut de tout autre raisonnement, fait de ces convulsions des entités morbides absolument différentes, puisque dans l'urémie la température baisse à mesure que les accidents s'aggravent, tandis que dans l'éclampsie elle s'élève constamment si l'issue de la maladie doit être fatale et reste stationnaire si les accès doivent s'arrêter.

L'albuminurie chez les femmes enceintes n'est donc pas une cause déterminante de l'éclampsie. Est-ce à dire pour cela qu'il n'y ait qu'une simple coïncidence entre ces deux affections? Nullement. La conviction que nous nous sommes faite, après de longues et sérieuses réflexions que nous ne pouvons reproduire ici, c'est que l'albuminurie est une cause prédisposante de l'éclampsie. Avec l'albuminurie, les centres convulsivants (moelle épinière, moelle allongée, tubercules quadrijumeaux) acquièrent une excitabilité plus grande et sont ainsi mieux préparés à recevoir l'incitation qui développera l'explosion de l'accès éclamptique.

Cette excitabilité n'est même pas provoquée à notre avis par une infection urinémique, mais bien par deux phénomènes morbides qu'elle engendre presque constamment : l'œdème et l'anémie cérébrale. C'est, à notre avis, par ces troubles pathologiques que l'albuminurie a de la connexion avec l'éclampsie et qu'une femme albuminurique est prédisposée à l'éclampsie.

THÉORIE DE L'AUTO-INTOXICATION. — L'absence, complète parfois, de troubles du côté des fonctions

uropoïétiques devait forcément faire rechercher une
autre modalité pour l'empoisonnement du sang que
celle qui résultait de l'albuminurie. C'est Bouchard (de
Paris) qui s'est chargé de la créer et de la couvrir de
son incontestable autorité. Pour lui, l'organisme serait
en même temps un réceptacle et un laboratoire de
poisons tous plus mortels les uns que les autres, et
l'homme ne serait soustrait à leur action nocive que
grâce à l'action bienfaisante des émonctoires qui les
éliminent et du foie qui les détruit. Autant l'organisme
reçoit ou crée de matières toxiques, autant le foie en
détruit ou les émonctoires en rejettent. Cet équilibre
est la santé; mais si l'équilibre est rompu, les intoxications arrivent et l'éclampsie est une de ces auto-
intoxications. Voilà la base de cette théorie extraordinairement savante, qui a tous les mérites de la
nouveauté. Les émonctoires sont : la peau, les poumons, l'intestin et les reins, et toutes les émonctions
sont toxiques. Il est vrai qu'on nous a fait grâce (bien
à regret sans doute), en ce qui concerne l'éclampsie,
des substances toxiques éliminées par la peau et les
poumons, mais il nous reste la toxémie intestinale
et rénale et l'arrêt de l'action protectrice du foie, et
j'avoue qu'il en reste assez, pour donner à cette
théorie une souplesse merveilleuse pour supporter la
discussion. Si vous dites, en effet, que les matières
toxiques de l'urine ne peuvent pas être incriminées
chez telle malade dont les fonctions uropoïétiques sont
restées normales, on vous répond que la substance
toxique venait d'un trouble du côté de l'émonctoire
intestinal et si l'on parvient à prouver l'impossibilité

de ces nouveaux désordres, il reste encore à incriminer l'action protectrice du foie qui a été mise en défaut. D'ailleurs les matières toxiques, convulsivantes ou comateuses, ne manquent pas : on en nomme un grand nombre et on en cite d'autres (ce sont, paraît-il, les plus terribles) qui n'ont pas de nom.

Nous n'avons pas la prétention de discuter cette théorie, ce sera là un travail colossal de laboratoire et d'autres le feront probablement un jour; mais qu'il nous soit permis de dire qu'il est regrettable que ces savants physiologistes, chercheurs d'infiniment petits, n'aient pas découvert dans le sang lui-même d'une éclamptique l'agent toxique qu'ils trouvent partout ailleurs : ce serait plus simple et nous le comprendrions mieux, nous modestes praticiens. On nous répondra à cela que l'intoxication éclamptique n'est pas une, qu'il y a une multiplicité de poisons parce que tous les émonctoires sont troublés chez la femme enceinte et qu'ils apportent tous leur concours à cette forme de toxémie. N'est-ce pas là une exagération, et le cœur, le foie, l'estomac et l'intestin sont-ils si malades chez la femme grosse qu'on veut bien le dire? Est-il rare de voir l'éclampsie se déclarer brusquement chez des femmes qui jusqu'à ce moment avaient eu une grossesse très heureuse et n'avaient accusé aucun trouble dans les diverses fonctions de leur organisme? Est-il certain qu'on puisse incriminer, aussi souvent qu'on veut le laisser supposer, la dégénérescence graisseuse du foie, et les cas rares où les autopsies d'éclamptiques ont permis de constater ce trouble fonctionnel, ne sont-ils pas une heureuse exception?

Peut-on accepter sans conteste l'idée qu'on a négligé
d'examiner le foie des sujets dont on a fait l'autopsie
et que c'est là l'unique cause qui a empêché de le
signaler plus souvent? Nous ne le croyons pas. Rien
par conséquent n'est positif dans cette théorie. Le
poison ou les poisons qui occasionneront l'éclampsie
ne sont pas connus, leur création dans l'organisme
n'est pas localisée et on ne peut faire que des hypo-
thèses sur leur origine, l'expérimentation physiologique
n'est venue fournir aucune preuve; c'est une théorie
par supposition et qui ne peut sortir encore de l'hypo-
thétique.

Les faits cliniques sont loin de la consolider comme
on a bien voulu le dire. L'éclampsie, en effet, est une
maladie qui pour n'être pas essentielle à la grossesse
est une affection rare en dehors de cet état physiologique. Or, si ce n'était qu'un manque d'équilibre dans
la création et l'émonction ou la destruction des poisons de l'organisme, pourquoi, comme je l'ai dit
à propos de l'albuminurie, ne se rencontrerait-elle pas
chez ces malades dont le foie est absolument désorganisé, ou chez ces autres dont le rein ne fonctionne
presque plus, ou encore chez ceux dont les fonctions
digestives sont si troublées que les substances ingérées
échappent presque complètement au travail de la
digestion. Et dans la symptomatologie? Est-ce bien à
juste titre qu'on a voulu déduire des symptômes prémonitoires une preuve d'empoisonnement du sang?
Les malades qui nous occupent ont souvent des troubles du côté de la vue et de l'estomac et on en a
conclu que ce sont des signes non équivoques d'empoi-

sonnement. Mais en analysant les faits sans parti pris, peut-on admettre cette explication? Si le poison occasionne ces troubles (céphalalgie, éblouissements, douleurs épigastriques) avant de développer l'accès convulsif, c'est sûrement, ou parce qu'il est en trop petite dose dans l'organisme pour agir plus violemment ou parce que c'est sa marche fixe et constante. Mais alors, comment comprendre ces crises convulsives d'éclampsie brusques, sans prodromes et pourtant souvent très bénignes? Si on déduit de leur peu de gravité que le sang est peu intoxiqué, il semblerait qu'on devrait rencontrer alors surtout ces effets prodromiques qui manquent; si au contraire on prétend que le poison a été assez abondant pour arriver immédiatement à ses conséquences extrêmes, comment comprendre la bénignité de ces cas?

Comment expliquera-t-on encore l'arrêt subit des accès avec l'expulsion de l'enfant? Voudra-t-on nous faire croire que le foie dégénéré ou le rein désorganisé auront immédiatement repris leur rôle physiologique et se seront ainsi transformés à vue d'œil? Ce n'est pas admissible et on sera obligé de conclure que la cessation des accidents toxiques sera due à la déperdition du sang qui aura amené une diminution du poison dans l'organisme. Mais alors, comment expliquera-t-on l'invasion de l'éclampsie immédiatement à la suite des grandes hémorragies et les effets funestes des saignées abondantes et répétées, ce que cependant les statistiques établissent d'une manière péremptoire?

Aussi, nous résumerons-nous en disant que la théorie

brillante de l'auto-intoxication est loin d'être assise sur des bases solides.

2º Troubles morbigènes du système nerveux.

THÉORIE DE L'ŒDÈME ET DE L'ANÉMIE CÉRÉBRALE. — Établissons bien au préalable que de même que l'œdème n'est pas toujours de nature albuminurique, qu'il peut être créé mécaniquement par la compression de l'utérus gravide sur les vaisseaux, de même l'anémie aiguë cérébrale qu'on associe presque constamment à l'œdème peut avoir une autre cause que lui, les hémorragies par exemple. Aussi, allons-nous voir séparément si l'œdème cérébral et l'anémie cérébrale peuvent engendrer l'éclampsie.

a. Œdème cérébral. — Munch avait déjà fait des expériences identiques à celles de Feltz pour prouver que l'œdème cérébral pourrait être la cause déterminante de l'éclampsie. Il avait, après avoir lié les uretères et les jugulaires, injecté de l'eau dans le système artériel et avait obtenu des accidents identiques à ceux de l'urémie.

Otto et Bider n'ont touché ni aux uretères ni aux jugulaires et ils n'en ont pas moins obtenu des résultats positifs par des injections d'eau dans le système aortique. C'est ainsi qu'ils ont produit cinq fois des convulsions générales et quatre fois des contractions toniques. Leurs expériences ont été faites sur des chiens, et dans les neuf cas, ils ont constaté à l'autopsie de l'œdème cérébral, d'où ils ont conclu à la pathogénie de l'éclampsie par l'œdème. Mais c'est une erreur. D'abord cette étiologie ne pourrait pas être unique, puisqu'on a trouvé souvent des éclamptiques qui, à l'autopsie, ne fournissaient aucun signe d'œdème cérébral; en second lieu, les expériences que nous avons signalées ne démontrent pas que l'œdème cérébral produise l'éclampsie, mais simplement qu'il peut déterminer des mouvements convulsifs, qu'il a une action assez marquée sur les centres convulsivants, non seulement pour les rendre facilement impressionnables aux incitations qui viennent d'ailleurs, mais même pour les faire entrer en action, si je puis dire ainsi, pour produire des convulsions qui ne ressemblent en rien à l'éclampsie puerpérale et sont une preuve clinique que cette affection a une autre cause étiologique, une autre excitation qui, partant toujours du même endroit, produit toujours les mêmes phénomènes convulsifs.

L'œdème n'est point, par conséquent, la cause déterminante de l'éclampsie, mais il en est une cause prédisposante par l'état d'excitabilité dans lequel il maintient les centres nerveux.

b. Anémie cérébrale. — De ce que des mouvements convulsifs précèdent parfois la mort des blessés qui succombent à la perte de leur sang, on avait cru pouvoir conclure que chez certaines femmes enceintes, surtout celles atteintes d'œdème cérébral, il y avait anémie aiguë du cerveau et, comme conséquence, accès convulsif. Certains auteurs d'une grande autorité ont pris la défense de cette doctrine. Pour Traube et

Sée, dit Fournier, les phénomènes de l'éclampsie ne seraient pas sans analogie au point de vue du mode intime de leur production avec le processus pathogénique que Kusmaul, Tenner et d'autres assignent à l'épilepsie. Sous l'influence de l'altération du sang, il se produirait une excitation des nerfs vaso-moteurs et des artères cérébrales ; ces artères se contractant, il résulte soit des convulsions par oligémie du bulbe, soit du coma par oligémie de l'encéphale. Cette théorie, malgré l'autorité des noms qui la protègent, est peu acceptée, et subit le même sort que celle de l'œdème cérébral dont elle n'est, en réalité, que le complément, car il arrive de constater des accès éclamptiques chez des femmes enceintes de quelques mois seulement et dont l'état général rend invraisemblable l'hypothèse d'anémie cérébrale, et, d'un autre côté, on a pu voir des femmes absolument exsangues par hémorragie au moment des couches, comme nous en avons eu plusieurs, sans voir éclater les accidents éclamptiques. Comme l'œdème, l'anémie cérébrale est une cause prédisposante, mais non déterminante de l'éclampsie.

Congestion cérébro-spinale. — Mauriceau, Beaudelocque, Broussais, Blot et d'autres font résider la cause de l'éclampsie dans la congestion cérébro-spinale. Mais c'est là une théorie en contradiction avec les faits cliniques. Les symptômes de la congestion cérébrale, en effet, sont diamétralement opposés aux accidents éclamptiques. Loin de consister dans de l'excitation, ils donnent lieu à une torpeur plus ou moins prononcée, à un affaiblissement de la motilité qui quelque-

fois peut être porté jusqu'à la résolution complète.
Voilà comment Depaul s'exprime dans cette question :
« Dans la congestion cérébrale, les malades ont l'intelligence plus ou moins obtuse ; ils sont somnolents,
engourdis, ont une démarche incertaine par suite des
vertiges qu'ils éprouvent ; la parole est embarrassée ;
cela se voit chez ceux qui ont des prodromes ou sont
menacés de congestion. Mais chez ceux qui sont tout à
coup envahis par cet état pathologique, qui tombent
privés de sentiment et de mouvement, les membres
inertes, la respiration stertoreuse, on ne rencontre pas
ces mouvements désordonnés de l'accès éclamptique, on
n'y reconnaît pas les phases que nous avons décrites. »
C'est, d'ailleurs, le raptus du sang vers le cerveau pendant l'accès qui a permis le plus souvent de rencontrer,
à l'autopsie des femmes mortes d'éclampsie, cette
congestion qu'on incrimine. Nous dirons, cependant,
que si la congestion assomme le cerveau, la simple
hyperémie se traduira au contraire par des phénomènes d'excitation qui prépareront le terrain pour
l'invasion des accidents éclamptiques.

La congestion cérébro-spinale n'est donc pas une
cause déterminante de l'éclampsie, mais l'hyperémie
des mêmes centres nerveux est une cause prédisposante à la même maladie.

Action réflexe. — Reste à examiner la théorie de
l'action réflexe des nerfs utérins sur le système cérébro-
spinal, théorie aussi simple qu'ancienne, qui donne
l'explication de tous les phénomènes cliniques que
l'on observe et que le raisonnement impartial des

faits nous a conduit à adopter. Ce sont : Scanzoni,
Tyler-Smith, Axenfeld, Marshall-Hall, Churchill,
Brown-Séquard qui ont été les rénovateurs de cette
doctrine que l'éclampsie est une maladie nerveuse, le
résultat d'une réaction sympathique de l'utérus sur le
système nerveux. — « En somme, dit Tyler-Smith et
pour donner une idée du sujet, les véritables convulsions puerpérales ne peuvent survenir que si l'organe
central de ce système, la moelle épinière, a été impres-
sionné par l'excitation des nerfs qui s'y rendent,
notamment des nerfs eisodiques, qui, passant par
l'utérus, se terminent par le centre spinal, quand cette
excitation dépend de la grossesse, de l'accouchement
ou de l'état puerpéral. » Est-il possible, en effet, de
contester l'origine réflexe des convulsions? « Des
secousses convulsives, dit Testut, généralisées à tout le
système musculaire, ne reconnaissent souvent d'autre
cause qu'une irritation périphérique douloureuse ou
même non perçue. Si on admet cette théorie pour
l'épilepsie, et je ne sache pas que personne la conteste, pourquoi ne pas l'admettre pour les convulsions
éclamptiques? Ici, comme dans l'épilepsie périphérique, c'est dans une excitation des nerfs sensibles, les
nerfs de l'utérus, que réside la cause initiale de tous
les désordres moteurs de l'éclampsie puerpérale. »

Brown-Séquard est venu confirmer expérimentale-
ment cette théorie. Il a pu déterminer l'apparition de
convulsions éclamptiques par la section ou la contu-
sion des nerfs sciatiques. Pour lui, les troubles qui se
passent dans l'utérus pendant la grossesse ou l'accouchement, les excitations nombreuses dont cet organe

est le siège irritent le mésocéphale et provoquent ainsi les convulsions éclamptiques.

En admettant cette doctrine, nous aurons l'explication de toutes les données étiologiques de l'éclampsie; nous verrons que l'excitabilité étant plus rare chez les primipares et les femmes nerveuses, la maladie sera plus fréquente chez celles-ci que chez les multipares et les femmes peu nerveuses ; que le travail étant le moment où l'utérus est le plus excité, les accès éclamptiques éclateront plus souvent lorsque l'utérus entre en lutte contre les obstacles qui s'opposent à l'expulsion de son contenu; que les manœuvres opératoires apportant une nouvelle souffrance à la femme en douleurs d'enfantement, la crise éclatera à ce moment précis de l'intervention du médecin accoucheur; que le mal trouvera, enfin, une cause éminemment favorable à son développement dans toutes les circonstances qui augmenteront l'obstacle que l'utérus a à vaincre, et qu'enfin, le plus souvent, les attaques cesseront aussitôt que l'accouchement sera opéré. On a fait deux objections principales à cette théorie. Bailly en signale une en disant : « Qu'on veuille bien se rappeler que l'éclampsie débute pendant la grossesse, avant tout phénomène de travail, quelquefois après la délivrance, et alors que la femme n'est pas encore ou n'est plus soumise à aucune sensation douloureuse. » Cette objection n'infirme aucunement notre théorie. Il n'est pas utile, en effet, que l'agacement utérin par la présence de l'œuf soit perçu pour qu'il existe ; les troubles profonds, la transformation considérable que la grossesse fait subir à cet organe suffisent amplement pour

amener une excitation du côté de la moelle. Aujour-
d'hui surtout qu'on vient de découvrir (communication
faite au dernier congrès chirurgical de Washington),
*que l'utérus entre en contraction dès les premiers
mois de la gestation,* il est plus permis que jamais de
dire qu'il peut y avoir retentissement sur le système
cérébro-spinal et accidents convulsifs sans que la
malade perçoive aucune sensation douloureuse. Et
après l'accouchement, l'utérus, en se contractant
comme il le fait ne s'agace-t-il pas lui-même, et
cette contraction spasmodique des fibres utérines ne
suffit-elle pas pour éveiller l'excitabilité de la colonne
motrice de la moelle? N'est-ce pas dans ce sens
d'ailleurs qu'il faut chercher à expliquer les accès
éclamptiques qui suivent l'absorption de fortes doses
de seigle ergoté, comme cela arrive chez la malade qui
fait le sujet de notre IVᵉ observation? Cette objection
n'est pas sérieuse, mais moins sérieuse, assurément,
sera celle que je trouve dans Hypolitte qui l'avait
recueillie auprès de Stoltz. « En effet, dit-il, en dehors
» de l'état puerpéral, ne voit-on pas souvent des affec-
» tions organiques de l'utérus (cancer, polype, etc.), en
» un mot, des cas d'irritation prolongée et assez vive
» des organes vulvo-utérins, n'amener aucune convul-
» sion éclamptique ou éclamptiforme? » Les phénomènes convulsifs en général, par suite d'un état
pathologique de l'utérus, ne sont point aussi rares que
veut bien le dire M. Hypolitte, et si les accidents
éclamptiformes n'ont pas été signalés, on n'en dira
pas autant des troubles convulsifs hystériformes. Pour
ceux-là, c'est un fait acquis. Mais nous irons plus loin,

et nous prétendons qu'il y a des cas d'éclampsie, d'une modalité absolument puerpérale, qui sont occasionnés par des troubles utérins en dehors de la grossesse et de l'urinémie. Il nous a été donné de l'observer deux fois. La première chez Mme J. de M..., âgée de soixante ans, et qui avait une chute complète de la matrice; nous fûmes surpris de la crise convulsive dont nous fûmes témoin et qui était la quatrième en trois heures, mais nous n'y aurions probablement pas fait allusion ici, s'il ne nous avait pas été donné d'observer un cas spécial que nous avons suivi et consigné avec beaucoup d'attention. M. le Dr D..., médecin à R..., nous fit appeler dans la nuit pour l'aider à donner des soins à Mme T..., âgée de quarante-trois ans, demeurant à R... Dès notre arrivée, nous déclarâmes spontanément que la malade était atteinte d'éclampsie, et notre première question fut pour savoir si elle n'était pas enceinte. Ce fut elle-même d'ailleurs, en se réveillant du coma, qui se chargea de nous répondre négativement, ajoutant toutefois que ses menstrues étaient supendues depuis quatre mois et qu'à chaque date de la menstruation elle éprouvait de la pesanteur et des coliques dans le bas-ventre. Comme nous n'étions pas convaincu, nous pratiquâmes un examen qui resta absolument négatif sous le rapport de la grossesse, mais qui amena un autre fort accès, qui fut suivi lui-même dans la nuit et une partie de la matinée de six autres, allant diminuant progressivement d'intensité, qu'il nous fut loisible de bien étudier. On nous dira peut-être que notre confrère et nous avons mal observé, que nous avons commis une erreur de

3

diagnostic; mais nous avons vu assez d'éclamptiques pour maintenir notre assertion et dire que la malade fut atteinte de convulsions éclamptiques occasionnées par des troubles de la ménopause, car il est bon d'ajouter que nous avons suivi de près Mme T..., qu'il n'y avait pas d'albumine dans les urines, qu'elle n'a pas eu de grossesse depuis, et que les menstrues ne sont jamais revenues. D'autres médecins, je le sais, ont observé quelques cas semblables et ce sera produire un document précieux que de les réunir pour faire un argument de plus en faveur de la théorie de l'action réflexe. Nous terminons cette dissertation aussi succincte que possible des théories qui ont été émises sur la pathogénie de l'éclampsie puerpérale, espérant qu'on ne trouvera pas qu'elle sort des limites que nous impose le concours, si on réfléchit à l'importance capitale qu'elle aura pour nous diriger dans le choix des meilleurs moyens à employer pour traiter les éclamptiques.

En résumé, l'éclampsie est donc une maladie nerveuse (action réflexe des nerfs utérins sur le système cérébro-spinal), dont les causes prédisposantes sont, indifféremment, l'éréthisme nerveux, l'hyperémie cérébro-spinale, l'œdème et l'anémie du cerveau. — Amoindrir d'un côté cette action réflexe, combattre d'un autre ces dispositions chez les femmes enceintes, tel est le traitement préventif de l'éclampsie puerpérale. Si, malgré ces soins préventifs, les accès convulsifs éclatent, en cherchant le moyen de les arrêter nous établirons le traitement de l'état éclamptique. Et enfin, étant donné que les accès éclamptiques ont été enrayés, réparer les désordres qu'ils ont portés dans l'organisme sera le complément de tous les soins à donner aux éclamptiques.

Tel sera l'ordre dans lequel nous étudierons cette question si compliquée du traitement des éclamptiques, nous efforçant de mettre le plus de clarté possible dans la discussion de tous les médicaments employés. Il est peu de maladies, en effet, où les médecins aient tant essayé, où les opinions aient tant différé et où, jusqu'à ces dernières années, on ait obtenu si peu de succès.

CHAPITRE II

Soins préventifs à donner aux femmes menacées d'éclampsie.

Les accoucheurs, à notre avis, n'ont pas assez tenu compte des différents accidents prédisposant à l'éclampsie pour instituer leur traitement préventif. Nous les voyons ordonner tour à tour la saignée, les purgatifs, les diurétiques, la diète lactée, les toniques, etc., sans observer que chaque malade fournit une indication spéciale et que ce qui est utile à celle-ci peut être nuisible à cette autre.

Les moyens qu'ils nous signalent nous paraissent avoir tous leur valeur respective, mais la difficulté réside dans le choix qu'on doit en faire, suivant les cas qui se présentent. Vouloir traiter toutes les femmes enceintes prédisposées à l'éclampsie de la même manière, c'est s'exposer à commettre des erreurs que nous signalerons plus tard et qui peuvent être fatales pour les malades. Fidèles à la théorie que nous avons défendue, et au cadre que nous nous sommes fait, nous nous occuperons de trouver d'abord un traitement qui, en s'attaquant à l'éréthisme nerveux périphérique et à la réflectivité médullaire, diminue ainsi les chances de l'invasion des attaques éclamptiques.

Toute femme enceinte, ayant eu dans ses grossesses ou couches antérieures des accès d'éclampsie, ou bien,

sans avoir été atteinte jusqu'à ce moment de ce mal,
offre des phénomènes morbides qui sont considérés
comme des causes prédisposantes à la crise éclamptique,
doit être soumise à un premier traitement qui, s'adres-
sant à toutes les formes de la prédisposition pathologique, sera institué chez toutes les femmes qui sont
menacées. Ce traitement, basé sur la nature même de
l'accès, consiste dans l'emploi du bromure de potassium comme moyen prophylactique. Un phénomène
nerveux est à craindre : l'excitation périphérique
menace d'avoir un retentissement cérébro-spinal; diminuer la susceptibilité centrale et l'éréthisme périphérique nous a toujours paru une intervention rationnelle
et capitale. C'est la première indication qui dirige
depuis longtemps notre conduite et dont nous nous
sommes toujours bien trouvé. Dans *9 cas* où le danger
paraissait réel, cette médication, employée seule ou
avec d'autres, selon les indications, nous a fourni
9 succès. Nous savons bien qu'ici la valeur des observations est toute négative et qu'il est difficile de mettre
à l'actif d'un remède un résultat qu'on ne peut qu'im-
parfaitement lui attribuer, puisque rien n'indique que
ces malades livrées à elles-mêmes eussent eu de
l'éclampsie. Cependant, ce sont des observations dont
on doit tenir compte et qui viennent confirmer cliniquement ce que la théorie nous a conduit à établir
rationnellement. Quelques-unes même, comme la suivante, ont le mérite du contrôle. En 1881, je voyais une
malade, Mme S. de C..., qui m'offrait des signes peu
rassurants. Grossesse gémellaire de six mois et demi
environ, légère albuminurie, œdème des membres

inférieurs, douleurs céphalalgiques assez violentes et
commencement de troubles du côté de la vue. La famille,
justement inquiète de ce que nous lui dîmes, nous
demanda d'avoir l'avis d'un professeur de la Faculté
de Bordeaux, M. X..., homme qui était d'une valeur
considérable. Ce maître avait été le médecin de ma
cliente et, par conséquent, en connaissait toute la susceptibilité nerveuse. Il fut de mon avis sur les craintes
à avoir, craintes qui lui parurent si fondées qu'il agita
un moment la question de l'accouchement prématuré.
Sur notre insistance, il consentit à l'administration du
bromure de potassium, accompagné de quelques purgatifs pour combattre l'œdème, et de toniques pour
combattre l'anémie qui commençait à débiliter ce tempérament d'ailleurs assez délicat. Au bout de quelques
jours de ce traitement, l'amélioration se fit sentir, la
céphalalgie diminua bien que l'albumine fût à peu près
toujours la même. Nous persistâmes dans l'administration du bromure de potassium pendant tout le reste de
la grossesse, et nous eûmes la satisfaction d'être témoin
d'un accouchement pénible (quarante-huit heures de
travail), sans voir éclater le moindre accident éclamptique. On ne peut sans doute tirer aucune conséquence
positive de ce fait, mais au moins est-il permis de dire
que les prévisions d'un maître ne se sont pas réalisées
et que peut-être le traitement institué n'y était pas
étranger. J'ai une seconde observation que je veux
signaler. C'est celle qu'on trouvera relatée plus loin
lorsque nous parlerons du traitement de l'accès
éclamptique. Mᵐᵉ D. de C... vient d'être guérie, au
quatrième mois de sa grossesse, d'accidents éclampti-

ques : c'est, par conséquent, une éclamptique dans
l'acception du mot et tout pouvait nous faire craindre
le retour des attaques pendant les mois de la gestation
qui restaient à passer ou pendant le travail de l'accouchement. Nous ordonnâmes le bromure de potassium
dès le lendemain des accès; nous en continuâmes la
prescription jusqu'à la fin de la grossesse et Mme D...
accoucha sans aucun trouble nerveux. Nous avons, dans
ce cas, employé le bromure seul et par intermittence
(quinze jours de remède à 3 grammes par jour, et
quinze jours sans remède). Les autres sept cas ne
varient que très peu dans leur modalité : c'étaient des
sujets ou qui avaient été déjà éclamptiques, ou dont le
tempérament nervoso-sanguin ou les troubles dans les
fonctions uropoïétiques nous faisaient craindre l'invasion de l'éclampsie. Chez toutes ces malades, nous
avons ordonné le bromure de potassium d'une manière régulière et continue, soit seul, soit accompagné
d'autres médications selon les indications individuelles,
et toujours nous avons eu des succès.

Nous savons comment agit le bromure de potassium
et connaissons ses effets. Il agit sur la périphérie des
nerfs, plutôt que sur les centres nerveux. La sensibilité générale est réactionnée par ce médicament qui
l'émousse. Ce n'est pas un hypnotique, mais en agissant sur la sensibilité des périphéries nerveuses exci-
tées, il rend le sommeil possible sans le provoquer,
comme le font les opiacés. On lui reconnaît également
une action anesthésique sur les muqueuses dont il
diminue l'excitabilité. Bien que les centres nerveux ne
soient pas son lieu d'élection, pris pendant longtemps,

il les hyposthénise, en diminue l'excitabilité et semble
agir dans ce sens, surtout sur les régions convulsivantes. Enfin, il est une autre action du bromure de
potassium assez peu remarquée, mais qu'il est de toute
utilité de consigner ici, c'est son action diurétique.
Chez un malade qui prend longtemps de petites doses
de bromure de potassium, on ne tarde pas à voir augmenter la sécrétion de l'urine qui est plus acide, plus
chargée de matières colorantes et contient plus de
chlorure. Il est probable que ce sel agit de la façon
suivante : le bromure de potassium se décompose en
présence du chlorure de sodium de l'économie, de
sorte que le chlorure de potassium passe par les urines
et le chlorure de sodium dans le processus nutritif.

Quoi qu'il en soit de ces réactions chimiques, il se
dégage de ce que nous venons de dire deux faits
positifs : c'est que le bromure de potassium administré
à petites doses émousse la sensibilité et l'excitabilité
nerveuse, réagit contre les incitations convulsives et
agit en même temps directement sur les fonctions
uropoïétiques et facilite l'élimination des matières
dites *extractives* de l'urine. Est-il possible, en face de
cette double action thérapeutique et de la nature du
mal des éclamptiques, de contester l'utilité de l'administration de ce médicament, comme moyen prophylactique de l'éclampsie et peut-on être surpris que les
faits cliniques viennent en légitimer l'usage ?

Aussi, pensons-nous agir rationnellement en ordon-
nant immédiatement le bromure de potassium à toute
femme enceinte chez laquelle nous craignons de voir
apparaître les accidents éclamptiques. Ce sera même

la seule médication que nous instituerons, si la malade
ne nous fournit comme indication que l'éréthisme
nerveux. Mais, il y a souvent d'autres états pathologiques, qui sont une nouvelle cause prédisposante à
l'invasion du mal et qui nécessitent d'autres soins.

La première que nous étudierons sera la pléthore
sanguine de la femme enceinte. La pléthore est-elle
une cause prédisposante aux attaques d'éclampsie?
Personne ne le conteste et, comme nous l'avons vu,
nombre d'auteurs n'ont voulu chercher d'autres causes
déterminant l'accès convulsif, que l'hyperémie cérébro-spinale. Peter dresse, d'après les observations de
Charpentier, un tableau qui établit que l'éclampsie a
augmenté d'une manière extraordinaire, pour en tirer
la conclusion que si cette maladie éclate plus souvent
qu'autrefois, c'est qu'on a cessé de saigner les femmes
enceintes, qui, d'après lui, sont toutes pléthoriques,
sinon « qualitativement », au moins « quantitativement ».
Nous n'admettons point cette théorie de Peter, car la
pléthore qui prédispose à l'éclampsie par hyperémie
est la seule pléthore qualitative pour me servir de ses
expressions. Seule, elle produit de l'hyperémie cérébro-
spinale, tandis que l'autre, la « quantitative », qui est
le commencement de l'œdème, produit de l'anémie. Ce
phénomène morbide, lui aussi, comme nous l'avons vu,
est une cause prédisposante aux accès éclamptiques,
mais son nom seul indique le danger qu'il y aurait à
vouloir le combattre par des émissions sanguines.
D'ailleurs, les faits cliniques se chargent d'infirmer la
doctrine de Peter. Si la saignée en général était un
traitement préventif de l'éclampsie, comment expli-

querait-on ce que nous observons chez les femmes qui
sont prises de ce mal après l'accouchement, ce qui
arrive, d'après les statistiques réunies de Braün, de
Wilger et de Muczkowski, 25 % environ? Sur ces
25 malades, en effet, il n'est pas exagéré de dire qu'il
y en a plus de 20 qui sont albuminuriques et que, parmi
ces dernières, 10 au moins ont des hémorragies ou
des pertes sanguines plus que normales pendant leur
accouchement, car personne ne saurait contester cette
prédisposition des albuminuriques à avoir des hémorragies. Or, comment expliquera-t-on, dis-je, l'invasion
de ces dix cas, si l'émission sanguine est un remède
préventif de l'éclampsie? Voilà la situation : un quart
des femmes éclamptiques ne le sont qu'après la
déplétion considérable qu'occasionne l'accouchement;
chez presque la moitié de ces dernières, la déplétion
a été exagérée et s'est traduite par une hémorragie,
or c'est précisément ce moment-là que la maladie
choisit pour faire sa brusque invasion, et on veut
nous convaincre que l'émission sanguine est capable,
par ses effets, de l'empêcher ou de l'enrayer! C'est un
contresens clinique. N'est-on pas plus autorisé à dire
que cette déplétion, au contraire, a créé une prédisposition à la crise éclamptique, en préparant le terrain
à l'excitation cérébro-spinale par l'anémie qu'elle a
produite, et que le praticien qui enlèvera du sang
à un sujet qui se trouvera dans ces conditions, loin
d'atteindre le mal dans son principe, viendra donner
un nouvel aliment à son intensité? Il ne faudra donc
pas saigner indifféremment toutes les femmes enceintes
pour prévenir l'éclampsie. Ce traitement devra être

réservé seulement à celles qui auront la face et les muqueuses congestionnées et dont le tempérament, naturellement sanguin, le sera devenu encore davantage, sous l'influence de l'état physiologique de la grossesse.

La saignée ne devra pas être trop abondante : 400 ou 500 grammes au plus suffiront pour décongestionner la malade. Une saignée plus abondante l'affaiblirait trop et il vaudrait mieux en faire plusieurs durant les mois de la gestation que d'en faire une seule, mais deux ou trois fois plus abondante. Chez une femme qui avait eu dans une grossesse antérieure des attaques d'éclampsie qui s'étaient terminées par un avortement de six mois, et qui était très pléthorique, nous avons pratiqué, pendant le temps de sa nouvelle gestation, quatre saignées de 400 grammes environ. Nous choisissions de préférence, pour le faire, les dates où, antérieurement, elle avait ses menstrues. Ce traitement, joint à l'usage du bromure de potassium, nous a donné un excellent résultat chez cette éclamptique de la veille, qui fait partie, d'ailleurs, des 9 succès que nous avons signalés plus haut, c'est Mme L. de M...

Une femme enceinte a de l'œdème; quelle devra être la conduite du médecin pour combattre ce signe prémonitoire des accidents éclamptiques? Il importe d'abord de se rendre compte si l'œdème est de nature albuminurique ou simplement, ce qui est plus rare, de nature mécanique. S'il est de nature albuminurique, il devra (toujours après avoir mis la malade au bromure de potassium) instituer la diète lactée préconisée par Tarnier. Nous ne saurions trop conseiller la méthode

que nous employons pour administrer le lait pendant
deux ou trois jours comme diurétique, pour combattre
l'œdème : nous faisons prendre toutes les demi-heures
une tasse de lait coupé avec de l'eau de Vichy. Règle
générale, on voit en quarante-huit ou soixante-douze
heures diminuer l'œdème d'une manière étonnante.
Les urines sont d'une abondance extraordinaire; nous
les avons vues atteindre jusqu'à cinq ou six litres par
vingt-quatre heures et même quelquefois plus.

Le lait ainsi administré constitue pour nous un des
meilleurs diurétiques. Une fois l'œdème disparu, nous
abandonnons ce mode d'administration pour continuer
l'usage ordinaire du lait en dehors des deux repas
principaux, que nous ne nous permettons pas de sup-
primer longtemps aux femmes en traitement. Une
femme œdématiée, en effet, est une femme anémique,
et le lait, qui agit heureusement sur le rein, en entraî-
nant par la diurèse les débris cylindriques qui obs-
truent les tubuli, ne rétablit pas l'équilibre dans le
sang en reconstituant les globules rouges, qui y ont
diminué de quantité. Il faut nourrir une femme qui
pisse de l'albumine; et non seulement il faut la
nourrir, mais l'administration de médicaments reconstituants doit compléter le traitement qu'on a institué.
Si la diète lactée ne diminue pas rapidement l'œdème
des femmes albuminuriques, nous conseillons les purgatifs. Ces médicaments, en opérant l'évacuation d'une
abondante sérosité et, en même temps, l'expulsion des
matériaux de désassimilation retenus et accumulés
dans le système sanguin par l'insuffisance rénale, sont
d'une indication précise. On doit administrer à une

femme albuminurique infiltrée, tous les deux ou trois jours, une purgation saline. Nous donnons la préférence à ces purgatifs plutôt qu'aux drastiques : jalap, scammonée, eau-de-vie allemande, qu'on a également employés, parce que leur action, moins irritante sur la muqueuse de l'estomac et des intestins, permet d'en user plus largement et d'une manière plus répétée, sans craindre de provoquer les accidents de gastro-entérite que nous avons vus éclater sous l'influence des drastiques souvent répétés chez une malade, lorsque nous suivions les leçons cliniques à la Maternité de Montpellier. Nous ferons également prendre du tannin aux femmes atteintes d'œdème avec albuminurie, non pas tant pour chercher à rétablir la tonicité normale des tissus que pour combattre la lésion rénale elle-même, sur laquelle ce médicament, de l'avis de tous les médecins, produit d'excellents effets.

Les diurétiques, à proprement parler, seront plus spécialement réservés aux cas d'œdème mécanique. Cet agent thérapeutique n'augmentant la sécrétion urinaire qu'en augmentant également l'hyperémie rénale, leur emploi dans l'œdème albuminurique me paraît irrationnelle et dangereux. Dans l'œdème mécanique, au contraire, rien de semblable à redouter; le rein est sain, et en l'hyperémiant, on développe ses fonctions uropoïétiques sans aggraver un état pathologique qui lui-même est la cause des phénomènes que l'on combat.

Nous avons déjà dit que l'anémie cérébrale était le plus souvent la conséquence de l'œdème albuminurique, et qu'il ne fallait pas oublier chez ces malades l'emploi des reconstituants; mais ce que nous n'avons pas dit, et ce sur quoi il est utile d'appeler l'attention, c'est la contre-indication qu'il y a dans cette circonstance à la médication martiale. Une femme enceinte a un commencement d'œdème : ses muqueuses pâlissent, son teint se décolore; elle a tous les symptômes de l'anémie. Il semblerait tout naturel alors d'ordonner le fer, qui reconstitue les globules rouges. Eh bien! c'est une erreur si la femme est albuminurique, erreur souvent commise et fatale à la malade; car, sous l'influence de ce médicament, l'albuminurie s'aggrave, et les résultats sont tout différents de ceux qu'on espérait. Il faut réserver le fer aux œdématiées mécaniquement ou encore aux chlorotiques, ces sujets essentiellement anémiques, qui ne sont le plus souvent dans cet état que sous l'influence d'une mauvaise nourriture ou d'une hygiène défectueuse.

On a aussi conseillé l'émétique à dose nauséeuse pendant la période prodromique de l'éclampsie. Elle agit, selon Peter, comme la saignée. Tarnier prétend s'en être bien trouvé dans deux cas. Il emploie la formule qu'on trouve dans Cazeaux :

Eau de Pouliot...	90 grammes.
Émétique........	40 centigrammes.
Teinture d'opium.	XXX gouttes.
Sirop simple.....	10 grammes.

C'est une médication que nous n'avons jamais employée ni vu employer; aussi, nous contentons-nous de la signaler.

Tel est le résumé du traitement rationnel que nous instituons pour combattre l'invasion des accès d'éclampsie : 1° bromure de potassium à tous les sujets; 2° l'ordonner seul si la femme n'offre d'autre indication qu'un tempérament nerveux; 3° y joindre les saignées légères, mais répétées, si la femme est pléthorique; 4° s'abstenir au contraire de saignées, si la femme a de l'œdème avec anémie cérébrale; 5° ordonner la diète lactée méthodique pour combattre cet œdème s'il est albuminurique; et si le lait ainsi ordonné est impuissant, aider son action par les purgatifs salins; 6° reconstituants, mais s'abstenir de fer contre l'anémie albuminurique; 7° diurétiques si l'œdème est d'origine mécanique; 8° les reconstituants et le fer contre les accidents anémiques qui sont liés à l'œdème mécanique ou contre l'anémie essentielle.

Mais là ne s'arrèteront pas les soins à donner aux femmes dites éclamptiques avant l'accès. Il sera raisonnable d'instituer aussi la médication des symptômes, médication qui permettra de lutter plus directement contre les phénomènes pathologiques dont souffrent ces malades.

Le symptôme le plus général est la céphalalgie, qui s'accompagne souvent de vertiges, d'étourdissement, de tintements d'oreilles, etc... Là encore nous ne comprendrions pas une médication unique. Si le bromure de potassium ne fait pas cesser les troubles nerveux du côté de l'encéphale, et que la malade soit dans un état qui nous permette d'établir l'anémie cérébrale, nous faisons faire quelques inhalations d'éther. Cet agent thérapeutique nous a réussi une fois chez une malade très œdématiée et très anémique. Si, au contraire, la patiente est pléthorique, si elle a de la somnolence, si on prévoit de la congestion du côté du cerveau, les anesthésiques doivent être proscrits, et on se contentera d'applications réfrigérantes sur la tête.

Il y a aussi quelquefois un lumbago prodromique de l'éclampsie qu'il ne faut pas négliger de combattre. Il semble être sous l'influence des altérations qui se produisent dans les reins chez les albuminuriques. On a conseillé, pour le combattre, les ventouses scarifiées. Cette médication ne me paraît pas exempte de dangers, à cause de l'anémie cérébrale dont sont toujours atteintes les albuminuriques ; nous lui préférons de beaucoup les ventouses sèches, qui fournissent presque les mêmes avantages, sans exposer aux mêmes inconvénients.

La douleur épigastrique est moins fréquente ; toutefois elle peut être très forte, surtout si l'attaque est imminente et, dans ce cas, les malades trouvent du soulagement par l'emploi des topiques émollients très chauds et laudanisés. Nous nous élevons absolument contre la pratique de certains médecins qui ont voulu combattre ce phénomène douloureux par des révulsifs. Le vésicatoire, par son action irritante sur le système nerveux, est un moyen dangereux.

Les troubles intellectuels, la fixité du regard, l'incertitude de la démarche, l'irascibilité sont autant de manifestations de troubles cérébraux qui ne sauraient avoir de meilleur traitement que le bromure de potassium qui sera déjà administré et dont on n'aura qu'à augmenter la dose s'ils ne cèdent pas après quelques jours d'emploi de ce remède.

4

Il en est de même des vomissements de la dyspnée qui relèvent d'un trouble du pneumogastrique.

Nous ajoutons toutefois que si ces deux phénomènes douloureux persistent, comme les pneumogastriques ont leur origine dans le bulbe, qu'ils sont nourris par les vaisseaux se rendant au bulbe, s'il y a ischémie bulbaire, il peut y avoir aussi ischémie des pneumogastriques. Or, on est en droit, dans ces conditions, d'attendre de bons résultats de petites injections hypodermiques de morphine. Elles calmeront les phénomènes douloureux et combattront l'ischémie des pneumogastriques qui les a peut-être engendrés.

Enfin, si, au moment de la parturition, le médecin accoucheur constate des signes précurseurs de l'invasion éclamptique, il lui reste encore une arme puissante, un agent thérapeutique sur lequel il peut compter : le chloral. Bourdon, le premier, en 1872, employa ce remède au moment du travail chez une primipare qui était atteinte d'un gonflement œdémateux considérable et dont les urines, soumises à l'analyse, présentaient une quantité énorme d'albumine. Sous l'influence de cette médication, la malade s'endormit pour ne se réveiller qu'à chaque contraction utérine. Le travail n'en marcha pas moins régulièrement. Franca, dans sa thèse inaugurale, rapporte un fait du même genre, et Testut, dans son mémoire sur le chloral dans le traitement de l'éclampsie, déclare adopter pleinement cette méthode. « Je suis, dit-il, pour ma part, parfaitement décidé à l'imiter et toutes les fois que je rencontrerai chez une femme en travail un trouble quelconque apporté à la fonction de l'uropoïèse

avec albuminurie et œdème, toutes les fois que je sur-
prendrai chez elle une exagération de l'excitabilité,
toutes les fois que le travail de la parturition ne mar-
chera pas avec sa régularité normale et que les contractions seront violentes, continues, j'administrerai
de faibles doses de chloral. » Nous en dirons l'action
thérapeutique lorsque nous étudierons le traitement
de l'accès éclamptique; si nous la réservons pour ce
moment, ainsi que celle de la saignée et des autres
médicaments, c'est qu'alors la discussion des faits
thérapeutiques devra être encore plus précise, si c'est
possible, parce que le danger sera plus immédiat et les
instants plus comptés.

Je dois signaler le chloroforme, qui a été préconisé
par Chailly dans les mêmes conditions et pour obtenir
les mêmes effets que le chloral; nous lui préférons ce
dernier remède, car le chloroforme est d'un manie-
ment plus difficile, surtout pour toute une durée de
travail et en outre la première période de l'anesthésie
par le chloroforme développe une excitation nerveuse
qui pourrait bien être le point de départ des accidents
convulsifs.

Nous ne voulons pas terminer le traitement médical
prophylactique de l'éclampsie sans parler de celui
qu'institua Frerisch pour neutraliser le carbonate
d'ammoniaque qu'il croyait être l'agent toxique des
éclamptiques. Il donnait dans ce but à ses malades le
chlore, les acides végétaux, tels que l'acide citrique,
tartrique, benzoïque, le tannin et le vinaigre. Basée
sur une fausse interprétation de la nature de l'éclampsie, cette médication doit être abandonnée.

PRÉCAUTIONS ET SOINS HYGIÉNIQUES

Bien que nous ne pensions pas que l'hygiène offre assez de ressources pour prévenir les accès éclamptiques, il nous paraît cependant rationnel de tracer quelques règles qui en diminuent les conditions, qui favorisent les phénomènes morbides qui prédisposent à l'éclampsie, diminuent les chances d'invasion de cette affection.

Conditions atmosphériques. — Les conditions atmosphériques peuvent-elles avoir une action directe sur l'éclampsie? Nous ne le croyons pas. On a bien cherché à torturer les statistiques. Barquisseau a bien prétendu que l'éclampsie devenait de plus en plus fréquente à mesure qu'on s'avançait de l'équateur, Mahy nous déclare bien que cette maladie s'observe relativement plus souvent à l'île Bourbon qu'en France; mais nous n'ajoutons pas plus d'importance à ces déclarations qu'à celles de Mattei, qui a prétendu que l'éclampsie était inconnue à la campagne. On s'accorde cependant assez généralement pour dire que l'éclampsie est un peu plus rare à la campagne qu'à la ville ou dans les hôpitaux; mais nous croyons que cela tient beaucoup moins aux conditions atmosphériques qu'aux tempéraments qui se rencontrent dans ces différents milieux; à la campagne en effet les femmes sont plus robustes, moins chlorotiques et *moins nerveuses* qu'à la ville et résisteront par conséquent

mieux que celles des villes. Quoi qu'il en soit, ce ne
sera pas une mauvaise pratique de déplacer, si on le
peut, une éclamptique, de la soustraire à l'air vicié par
les émanations des cités populeuses, pour lui faire res-
pirer l'air pur de la campagne. Elle devra cependant,
soit à la ville, soit à la campagne, ne pas s'exposer à
un froid exagéré qui, en excitant les périphéries nerveuses, ne serait peut-être pas sans inconvénient pour
son état.

Nourriture et vêtements. — Peut-on prescrire un
régime spécial et unique aux éclamptiques? Évidem-
ment non. Le régime devra être dicté par les indications propres à chaque maladie. Nous avons déjà dit
qu'aux albuminuriques le lait est tout indiqué; qu'aux
anémiques il faut une nourriture tonique, viandes
noires et vins généreux; qu'aux pléthoriques, au contraire, on donne une nourriture légère, des viandes
blanches et des vins peu alcoolisés. Nous n'avons rien
à ajouter à ces principes d'une évidence telle qu'il
semble inutile de les signaler. Nous ferions de même
des vêtements et nous nous contenterions de dire
qu'ils ne doivent être ni trop chauds, ni trop légers,
laineux de préférence pour activer les fonctions de la
peau, si nous n'avions pas à insister sur un point
spécial qui nous paraît offrir un peu plus d'intérêt,
nous voulons parler du corset. Quelques accoucheurs ont la faiblesse de laisser porter cet instrument
de torture, que patronne la mode, jusqu'au milieu de
la gestation. Cette tolérance ne doit pas s'étendre aux
femmes pour lesquelles on craint les accidents éclamp-

tiques ou qui en ont eu dans leurs grossesses antérieures. Cet étau, en effet, en gênant la circulation, en
comprimant l'utérus et l'empêchant de prendre le
développement nécessaire, ne sera sans doute pas une
cause d'éclampsie, mais mettra les organes de la
femme enceinte dans une gêne qui sera préjudiciable
à leur bon fonctionnement et pourra être, par cela
même, une cause de troubles nerveux qu'il est impor-
tant d'éviter.

Mode d'existence. — La femme menacée d'éclampsie
doit avoir une existence excessivement régulière, ses
exercices corporels seront modérés et n'iront jamais
jusqu'à la fatigue. Les promenades journalières jusqu'à une légère lassitude seront une bonne mesure
hygiénique à cause des heureux effets qu'elles auront
sur les fonctions des voies digestives et de la peau. Les
voyages en voiture devront être faits avec réserve;
ceux en chemin de fer ou en bateau à vapeur devront
être formellement prohibés, à cause de l'agacement que
l'utérus pourra éprouver de la trépidation inhérente à
ces sortes de locomotion. Les longues veillées seront
interdites. Les réunions, les spectacles, les émotions
vives devront être évitées avec soin, surtout pour les
femmes nerveuses. Il en sera de même des rappro-
chements sexuels qui, par l'éréthisme nerveux qu'ils
occasionnent, seront la source d'accidents sérieux et
peut-être le point de départ des accidents convulsifs.

Soins hygiéniques. — Si les soins hygiéniques sont
nécessaires à toute femme grosse, à plus forte raison

le sont-ils pour la femme menacée d'éclampsie. Les ablutions devront être faites avec soin, surtout aux parties génitales, où elles pourront prévenir l'apparition d'érythèmes qui, par le prurit et l'agacement qui les accompagnent, peuvent devenir les causes d'une excitabilité nerveuse absolument inquiétante chez les éclamptiques. L'eau dont on se servira pour ces ablutions devra être dégourdie, car les extrêmes de température pourraient avoir quelques inconvénients. Les mêmes précautions devront être prises pour l'eau dont on fera les injections vaginales qui seront rares et auront le caractère d'un bain externe, et jamais d'une douche, si on ne veut pas créer une cause pouvant être occasionnelle de contractions utérines et par cela même prédisposantes à l'invasion des accès éclamptiques. Dans les circonstances où l'indication spéciale de la malade ne nécessitera pas l'emploi des purgatifs répétés, on devra surveiller la constipation et la combattre par des lavements ni chauds ni froids. La présence, en effet, de matières fécales dures dans le rectum peut être la cause d'une irritation de l'utérus, irritation pleine de dangers pour une éclamptique, et il serait imprudent pour le médecin de laisser subsister cette prédisposition qu'il est si facile d'éliminer.

On a érigé en traitement préventif et curatif l'usage des bains, que nous nous contentons de ranger parmi les soins hygiéniques, ayant toutefois, il est vrai, une importance plus grande que les autres à cause de leur double action thérapeutique sur la peau dont ils activent les fonctions et sur le système nerveux dont ils calment l'excitabilité. Mais ce sera surtout à ce second point de vue que nous les recommandons. Il sera bon, en effet, que toute femme nerveuse chez qui on craindra l'invasion du mal que nous voulons combattre, prenne des bains tièdes prolongés et répétés. La sédation qui en résultera aura une action très bienfaisante. Pour activer les fonctions de la peau, nous préférons aux bains ordinaires les bains de vapeur qui, par la sudation qu'ils provoqueront, seront un heüreux supplément à l'émonctoire rénal lorsque celui-ci sera troublé dans ses fonctions. Mais pour les bains ordinaires, comme pour les bains de vapeur, leur administration doit être surveillée pour ne pas se laisser surprendre par le mouvement congestif qui se fait du côté de l'encéphale lorsqu'on ne prend pas assez de précautions pour la température à laquelle on doit laisser la malade.

Accouchement provoqué. — En dehors du traitement médical des phénomènes morbides prédisposant à l'attaque éclamptique, en dehors des précautions et soins hygiéniques qu'on doit prescrire, il existe un dernier traitement qui serait essentiellement curatif, c'est la provocation de l'accouchement. Tarnier s'est fait l'instigateur de cette mesure radicale. Avant lui, Braün avait conseillé également de provoquer l'accouchement chez une femme albuminurique avant l'apparition de tout accident convulsif, mais il réservait la provocation artificielle pour le cas où la vie de la femme était mise en un danger imminent par la longue durée de l'albuminurie, ou par la gravité des accidents que cette maladie provoque dans les différents organes de la femme enceinte. Tarnier, au contraire, n'attend pas que les phénomènes morbides arrivent à cette période ; il ne vise pas l'albuminurie à proprement parler, il ne s'occupe que de l'éclampsie et des contractions utérines comme moyen préventif des accidents convulsifs. D'ailleurs, il a résumé les conditions où l'accouchement prématuré lui paraît rationnel et nous les rapportons pour les discuter ensuite :

1o Il faut que la grossesse ait atteint le huitième mois, afin que l'enfant nouveau-né soit bien viable ; 2o que l'albuminurie ait atteint un haut degré, ou que la malade ressente quelque signe précurseur de l'éclampsie ; 3o que la femme soit primipare ou qu'elle ait été atteinte d'éclampsie à un accouchement précédent ; 4o qu'on ait constaté l'inefficacité du traitement médical, et en particulier de la saignée.

Il reste entendu que, même dans la pensée de l'auteur de cette méthode, elle ne peut être employée à toutes les époques de la gestation. Rien, en effet, ne saurait autoriser le sacrifice de l'enfant pour épargner à la mère une maladie qui n'arrivera pas sûrement ou qui, faisant son invasion, ne sera pas fatalement mortelle. L'intervention de l'accoucheur, dans ces conditions, serait coupable et justifiable, au moins, d'un blâme très sévère. Mais, même au huitième mois, l'intervention est-elle bien rationnelle ?

L'albuminurie, inquiétante par sa gravité à cette époque, augmentera-t-elle suffisamment pendant le neuvième mois pour qu'on puisse sûrement craindre l'apparition des accidents éclamptiques à cause de ce

retard, et a-t-on des signes positifs pour pouvoir émettre
cette hypothèse avec quelque certitude? Ne voit-on pas,
au contraire, la plupart des albuminuriques échapper
à l'éclampsie? Les statistiques fournissent la proportion d'au moins quatre-vingt-cinq sur cent qui restent
indemnes malgré leurs troubles dans les fonctions de
l'uropoïèse, et souvent ce sont celles qui sont le plus
infiltrées qui sont le moins frappées. D'un autre côté,
si on craint que le travail chez une primipare ou chez
une femme ayant eu des accidents éclamptiques dans
une grossesse antérieure, détermine par son retentissement sur le système cérébro-spinal des accès convulsifs,
n'est-on pas autorisé à craindre que l'intervention
chirurgicale, la dilatation mécanique ou le travail arti-
ficiellement provoqué n'aient pas un degré d'incitation
nerveuse plus violent que les contractions physiologiques d'un travail naturel, et ne fassent éclater par cela
même les phénomènes morbides qu'on veut éviter?
Les faits cliniques manquent pour répondre à ce point
d'interrogation. Tarnier lui-même parle en théoricien
et se contente d'avancer qu'il est disposé à avoir
recours à cette méthode, à moins que des faits ulté-
rieurs ne viennent donner un démenti à sa manière
de voir (*in* Cazeaux), laissant ainsi la latitude de penser
que ces manœuvres pourraient ne pas être aussi
absentes de danger qu'il le suppose.

Et en pratique, est-il facile de reconnaître le moment
où l'intervention est indispensable? Les signes précurseurs de l'éclampsie ont-ils tous la même gravité au
point de vue de l'avertissement qu'ils portent avec eux?
Quel est celui qui déterminera à agir? Faudra-t-il le

faire dès qu'il y aura céphalalgie, troubles visuels, ou faudra-t-il attendre la douleur épigastrique, l'angoisse, la dyspnée, les vomissements ou autres phénomènes prémonitoires dont la présence est souvent incertaine? Enfin, après le traitement médical rationnel où, contrairement à ce qu'allègue Tarnier, la saignée ne joue pas un rôle capital, sommes-nous tout à fait désarmés à l'heure des douleurs de la parturiente, et si le danger est imminent, n'avons-nous pas encore les ressources du chloral comme moyen préventif? Sans doute, à première vue, la doctrine de Tarnier est séduisante, puisqu'elle semble être la mise en pratique de cet axiome thérapeutique : *Sublata causa tollitur effectus;* mais en la discutant au point de vue clinique, le praticien s'aperçoit bien vite qu'elle n'est pas aussi plausible qu'elle semble l'être et, pour notre part, nous ne croyons pas qu'elle puisse jamais rendre un service réel aux éclamptiques.

Nous en avons fini avec les soins prophylactiques que nous donnons aux femmes enceintes menacées d'éclampsie. Dans les différents moyens que nous nous proposons d'employer et que nous avons déjà mis neuf fois en pratique avec un même succès, nous nous sommes laissé diriger surtout par l'observation des faits cliniques que nous avons faite au pied du lit des malades, soit dans les hôpitaux, soit dans la clientèle. On trouvera peut-être que nous avons été imprudent en voulant sortir de la voie ordinaire, en instituant le bromure de potassium comme agent thérapeutique fondamental, en classant les indications qui doivent faire accepter ou rejeter telle médication que

des sommités médicales avaient ordonnée dans toutes
les circonstances, en rejetant une intervention obstétricale que nombre d'accoucheurs ont acceptée comme
devant rendre des services signalés; mais nous ne
croyons pas qu'il y ait imprudence là où il y a raisonnement des faits cliniques.

CHAPITRE III

Traitement de l'accès éclamptique.

Le traitement préventif a été impuissant ou non appliqué. Une femme enceinte ou en couches est prise tout à coup d'une excitation générale qu'elle ne s'explique pas, mais qui agite tout son être, lui fait ensuite balancer irrégulièrement la tête à droite et à gauche, lui allume le regard un instant, pour faire rouler bientôt après ses yeux de haut en bas, de gauche à droite; des frémissements rapides comme des éclairs courent sur son visage; des soubresauts semblables à des secousses électriques agitent tout son corps : c'est l'invasion de l'éclampsie.

« Bientôt, en effet, les bras se retournent en pronation, l'avant-bras fléchi sur le bras, le pouce en général dans la région palmaire emprisonné par les doigts; les mouvements de va-et-vient de la tête et des yeux s'arrêtent; l'œil est fixe, sans expression, si ce n'est peut-être celle de l'épouvante; la pupille est dilatée; la bouche est entr'ouverte, la langue tremblotante s'avance lentement entre les mâchoires écartées. Le visage, d'abord pâle, devient livide; la respiration est pénible, brève, courte, saccadée. Tous les muscles de la vie de relation sont en proie à la convulsion tonique; les bras, les jambes se raidissent de plus en plus.

Puis une détente générale s'opère et les convulsions cloniques apparaissent ; tous les muscles s'agitent en secousses convulsives, une agitation progressive, un va-et-vient de tous les membres remplace la période précédente. La face offre le spectacle le plus saisissant ; les muscles orbiculaires se contractent et se relâchent alternativement et l'on voit les paupières supérieures s'abattre et se relever avec une extrême rapidité. L'œil terne roule dans l'orbite : de temps en temps, le regard s'allume pendant un intervalle extrêmement court pour s'éteindre aussitôt. L'orbiculaire des lèvres agissant sans cesse, la malade semble marmotter quelque chose et la bouche rejette souvent une écume sanguinolente produite par le passage de la salive entre les dents qui ont serré la langue et l'ont déchirée.

» Pendant cette période de l'accès, la respiration ne se fait plus ou est très profondément troublée ; les muscles orbiculaires des lèvres et le buccinateur, par les alternatives de contraction et de détente, secoués par la langue convulsée cloniquement, agitent l'air contenu dans la cavité buccale avec la salive ; et celle-ci, sans cesse rejetée à l'extérieur, s'échappe en bave écumeuse des deux côtés de la bouche. La face se congestionne de plus en plus, devient livide. D'abord très rapides, les convulsions cloniques se ralentissent peu à peu en diminuant à peine d'intensité, et vers la fin de cette période, on voit trois ou quatre convulsions bien nettes et bien séparées annoncer la terminaison de l'accès.

» Une vaste inspiration annonce le début du coma, et c'est surtout par les fosses nasales qu'il parvient dans

les poumons; aussi, voit-on les fosses nasales se dilater
outre mesure et battre contre les cloisons du nez
comme les ailes d'un oiseau pendant le vol. Les
membres sont en résolution complète, les bras placés
sur les côtés du corps, les jambes étendues; la sensibilité générale est encore abolie. On peut retourner
la malade sans qu'elle indique par quoi que ce soit
qu'elle ait la conscience de ce qui se passe autour
d'elle. Les yeux à demi clos roulent dans les orbites
sans s'arrêter sur un objet déterminé. On peut relever
les paupières et s'assurer que le regard est complètement voilé, et les pupilles légèrement dilatées. Une
respiration stertoreuse se produit dans cette période
qui peut être de très longue durée (¹). »

Quels soins le médecin devra-t-il donner à cette
malheureuse patiente ainsi frappée? Quel traitement
devra-t-il instituer pour enrayer la marche de cette
maladie hideuse? Telles sont les questions auxquelles
nous devons répondre.

Nous ne saurions donner une meilleure preuve de
ce que nous avons dit de la nécessité où se trouve le
clinicien de se faire une idée précise de la pathogénie
de l'éclampsie que celle que nous pouvons tirer de ces
lignes de Bailly : « Un traitement rationnel de l'accès
éclamptique n'existe guère dans l'état actuel de nos
connaissances sur cette maladie. Nous l'avons dit : une
grande obscurité règne encore aujourd'hui dans la
science relativement à la pathogénie des accidents
urémiques. On n'a pu démontrer encore jusqu'ici quel

(¹) Depaul, *Leçons cliniques*.

est l'agent de l'empoisonnement qui donnerait lieu aux accidents cérébraux qui le caractérisent, et par conséquent connaître les moyens sûrs de prévenir ou de combattre cette intoxication. On a pu, sans doute, de l'observation attentive des faits, déduire certaines données qui peuvent être utilisées dans le traitement de l'urémie puerpérale et devenir la source d'indications précieuses, mais ces utiles notions sont encore rares, d'une importance médiocre et on est forcé de convenir que les ressources de la médecine contre cette affection sont encore précaires et que, dans leur application, l'empirisme règne en maître. L'exposé du traitement médical de l'éclampsie consiste donc à rappeler les médications empiriques consacrées par l'usage et le mode le moins défectueux de leur emploi. » Voilà donc où en sont réduits les médecins accoucheurs qui, négligeant l'analyse des faits dont ils sont témoins, flottent incertains sur le choix de la doctrine qu'ils doivent embrasser : l'empirisme. Or, est-il quelque chose de plus poignant que cette situation du médecin ayant à lutter contre un mal atroce, et appliquant des remèdes en aveugle, avec ce doute affreux que certains auteurs les proscrivent, n'ayant ainsi aucune règle pour baser son traitement, allant à l'inconnu et variant sa médication avec cette folle précipitation qu'engendre l'ignorance de ce qu'il a à combattre?

Nous basant sur ce que nous avons établi, nous discuterons tour à tour les traitements qui ont été employés, réfutant ceux qui nous paraissent impuissants ou même dangereux, prouvant que le traitement tant médical que chirurgical de l'éclampsie doit être

rationnel et que, fondé sur la théorie de l'action réflexe
des nerfs utérins, il est en même temps un argument
en sa faveur par la statistique des heureux résultats
qu'il fournit.

Nous montrerons enfin par les sept observations
que nous rapportons et qui nous sont personnelles,
comment, avec une médication unique dans sa modalité, les résultats obtenus nous ont conduit à modifier
notre intervention chirurgicale et les règles principales
qu'un accoucheur peut établir dans cette question si
controversée et si peu élucidée d'obstétrique.

Qu'il nous soit permis, au préalable, d'indiquer en
deux mots quelles sont les précautions générales que
l'on doit prendre pour toutes les malades au moment
de l'accès. Il faudra tout d'abord que l'éclamptique soit
couchée dans un lit large qui lui permettra de se
tordre et de s'agiter sous les étreintes du mal sans être
exposée à se heurter aux murs, ce qui ne manquerait
pas d'arriver si on la laissait dans ces lits étroits où
beaucoup de familles mettent les parturientes pendant
le travail, lits portatifs et minuscules qu'on a introduits
habituellement dans la chambre pour épargner aux
autres les souillures de l'accouchement. Cette chambre
elle-même devra être vaste et bien aérée. La malade
devra être dépouillée de tout vêtement qui pourrait
comprimer son cou, sa poitrine ou ses membres, cette
compression pouvant gêner la circulation ou la respiration, ou encore augmenter l'intensité des accès, car,
à ce moment, tout prend chez la femme des proportions exagérées d'excitation. Ce sera pour ce même
motif qu'on s'abstiendra le plus possible d'attouche-

ments d'aucune espèce et qu'on devra être très circonspect dans l'examen de l'utérus. Cette circonspection n'ira pas cependant jusqu'à l'exagération et le médecin accoucheur ne devra pas oublier que sous l'influence des attaques convulsives le travail marche quelquefois extraordinairement vite et qu'il a occasionné souvent des surprises. Pendant la crise, la langue s'avance hors de la bouche, entre les arcades dentaires, et les contractions des mâchoires l'exposent à des mesures qui peuvent être la cause de blessures profondes de cet organe. Pour obvier à cet inconvénient, on se servait primitivement d'un bâtonnet qu'on plaçait entre les dents et qui garantissait la langue. Mais des accidents ont eu lieu : on a vu de ces bâtonnets pénétrer jusque dans l'œsophage, ou occasionner des déchirures sublinguales graves, et alors on a remplacé cette méthode par un procédé qui est aujourd'hui très employé. Il consiste à repousser la langue dans la bouche lorsqu'elle fait effort pour en sortir au début des accès, en pressant sur son dos avec le bord d'une serviette convenablement tendue entre les mains, et qu'on maintient dans cette situation pendant tout le temps de l'accès. Nous n'employons pas ce procédé, que nous ne connaissons pas aussi irréprochable qu'on veut bien le dire. En effet, il est très rare que le médecin assiste à la première crise éclamptique; lorsqu'il arrive, il y a eu généralement plusieurs accès et la langue déjà blessée ne tarde pas à se tuméfier un peu.

Cette tuméfaction, quoique infiniment moindre que celle qu'on observe le lendemain, par exemple, n'en

augmente pas moins le volume de l'organe qui, en
étant refoulé, peut empêcher le passage de l'air dans
le pharynx où il arrive déjà assez difficilement. Nous
préférons nous servir d'un bâtonnet entouré d'une
étoffe en laine pour ménager le contact des dents.;
nous l'introduisons entre les arcades dentaires, à la
hauteur des molaires, laissant la langue s'avancer
librement entre les incisives, nous tenant même prêt
à la saisir, pour exercer sur elle une légère traction, si
nous apercevons que l'air pénètre mal dans le pharynx, lorsque, après les convulsions toniques, l'inspiration, suspendue jusque-là, commence à se rétablir et
qu'une respiration entrecoupée et stertoreuse ne tarde
pas à agiter avec bruit et chasser de la bouche les
liquides bronchiques spumeux qui l'encombrent. C'est
un procédé dont nous nous sommes bien trouvé, surtout dans deux cas.

ÉMISSIONS SANGUINES. — Le raptus sanguin considérable qui se fait du côté du cerveau pendant l'accès
éclamptique devait faire naître l'idée des émissions
sanguines. Il est indiscutable, en effet, que l'accoucheur qui se contente de la médecine des symptômes,
en voyant cette face cyanosée et l'afflux considérable
qui se fait vers les vaisseaux de la tête, aura hâte de
pratiquer une large saignée. Aussi, a-t-elle été employée dès les premiers temps de la médecine, et,
depuis, Mauriceau, Vionis, Sauvage, Baudelocque,
P. Dubois, Cazeaux, Depaul, Peter ont employé cette
médication sur une vaste échelle et s'en sont faits les
défenseurs autorisés.

Deux questions se posent naturellement si on veut discuter la valeur de cette médication :

Comment agit physiologiquement la saignée ?

Quel sera son effet sur les phénomènes morbides dont souffrent les éclamptiques ?

La saignée est un agent thérapeutique puissant qui a toujours eu en médecine ses partisans et ses détracteurs. Même dans les premières époques de l'art de guérir, alors qu'Hippocrate et ses disciples en vantaient les effets merveilleux, elle eut ses adversaires sérieux, Chrysippe et Erasistrat. Plus tard, Celse, Arétée, Galien ne parvinrent pas à en établir la pratique assez solidement pour que Van Helmont et ses disciples ne cherchassent pas à la détruire. Puis vinrent ses partisans et ses adversaires outrés, et pendant que Willis, Botal, Guy-Patin versaient le sang à flots, compromettant par les accidents qu'ils occasionnaient les heureux résultats des émissions sanguines, Chomel, Demalon et d'autres voulaient que l'on conservât le « liquide vital » avec toute la parcimonie qu'on doit avoir pour les éléments les plus précieux à l'existence. Les modernes ont eu leurs saigneurs ; Broussais et son école restent comme type d'exagération et ont continué les errements des Willis et Botal, tandis que la génération actuelle est toute faite de Chrysippe et d'Erasistrat. Quelle conclusion doit tirer aujourd'hui le praticien de ce discrédit outré? C'est que les doctrinaires sont de mauvais thérapeutistes. « Les doctrinaires, dit Fonsagrives dans ses *Principes de thérapeutique*, sont ceux qui plantent en guise de piquet une idée au milieu de leur manège intellectuel, font

pivoter leur détermination tout autour, prennent leur
mouvement circulaire pour un mouvement en avant
et s'imaginent qu'ils sont convaincus parce qu'ils
sont entêtés. » Broussais était un doctrinaire sans
doute, mais nous aussi, en nous abstenant de toute
émission sanguine, nous sommes des doctrinaires, et,
de même qu'on a trop saigné, nous ne saignons pas
assez et je dirai même que nous ne saignons pas assez
parce qu'on a trop saigné. Nos devanciers avaient tort
et nous n'avons pas raison.

La saignée a pour premier effet de diminuer la
masse du sang, et se trouve ainsi le premier remède à
la pléthore. Son retentissement sur les organes de la
circulation et de la respiration se traduit par le ralen-
tissement du pouls et de la respiration, la pâleur de la
face et des extrémités résultant d'une diminution du
calibre vasculaire, par une contracture des parois des
petits vaisseaux. En effet, si on admet les chiffres de
Valentin, que la masse du sang d'un homme adulte
est de 12 kilogrammes, est-il admissible de prétendre
qu'en retirant brusquement 250 à 300 grammes de
sang par la saignée, on ait assez diminué la masse
sanguine pour amener cette pâleur qui ne sera que
le prélude de la syncope si l'action générale sur le
sympathique névro-vasculaire est assez puissante pour
amener une violente contracture des vaisseaux capillaires? Incontestablement, il n'est pas permis de le
penser, et si la saignée a une action marquée pour
modérer un état d'éréthisme inflammatoire, pour
détourner une hyperémie se portant vers un organe
fragile; si elle influe puissamment sur le système ner-

veux et le centre cérébro-spinal ; si elle anémie là peau
et la fait pâlir, ce n'est pas tant à cause de la déplétion qu'elle a provoquée que de l'ischémie qu'elle a
produite dans les régions enflammées, sur le cerveau
et sur la peau, par le resserrement des vaisseaux
capillaires et leur vacuité.

Dans ces conditions, quel effet aura la saignée chez
les éclamptiques pendant l'accès, et devra-t-on employer pour ces maladies cet agent thérapeutique
dont les effets sont trop puissants pour qu'on laisse à
l'empirisme seul le droit de légitimer son emploi ?
Sans doute, nous avons des maîtres d'une autorité
incontestée et incontestable qui préconisent cette
médication, et c'est être en bonne compagnie que
de saigner les éclamptiques avec Mauriceau, Dionis,
Sauvages, Dewes, Burns, Hamilton, Chaussier, Baudelocque, P. Dubois, Cazeaux, Depaul, Peter, etc.
Mais il est d'autres maîtres d'une grande compétence, tels que Braün, Peterson, Kiwisch, King, Blot,
Sediwich, Churchill, Litzmann, Willams, Miquel,
Schwartz, Le Groux et Thomas, qui sont opposés à cette
médication. Aussi, serait-il très difficile, pour ne pas
dire impossible, de pouvoir choisir un camp entre des
doctrinaires de pareille valeur, si nous n'avions pas,
pour diriger notre choix, une opinion très arrêtée sur
la nature de l'éclampsie, basée sur les faits cliniques
que nous avons observés. Nous avons établi que les
accès convulsifs étaient occasionnés par l'action réflexe
des troubles nerveux utérins sur le centre cérébro-
spinal, et que cette action pouvait être favorisée par
le double état physiologique de l'hyperémie ou de

l'anémie cérébrale. Nous savons que l'afflux sanguin
au cerveau, s'il est modéré et n'arrive pas à la congestion, détermine dans ce centre vital une excitation qui
se traduit par de l'éréthisme nerveux; nous savons,
d'autre part, que cet éréthisme se trouve également
chez les anémiés, puisque chez les exsangues, ou simplement chez les malades qui ont subi une saignée trop
abondante, on peut déterminer une action trop vive
des vaso-moteurs et la syncope qui est occasionnée
est souvent suivie de mouvements convulsifs à la face
et dans les membres. Nous serons donc en droit de
déduire que nous réglementerons l'usage de la saignée
chez les éclamptiques, selon que ces dernières offri-
ront un cerveau hyperémié ou anémié; nous n'ad-
mettrons pas la thèse que soutient Peter, lorsqu'il
inaugure sa soixante et onzième leçon clinique par
ces lignes : « On n'a ni prévu ni prévenu l'éclampsie,
et celle-ci se manifeste soudain dans toute sa hideuse
évidence. En pareil cas, que faut-il faire? Le plus
souvent saigner, saigner encore. » Nous l'avons dit, ce
maître prétend que toutes les femmes grosses sont
pléthoriques, sinon qualitativement, au moins quantitativement, et qu'il faut évacuer et évacuer toujours.
C'est une conséquence erronée, car la pléthore hydro-
pique, pour ainsi dire, ne déterminant pas d'hyperémie, saigner dans ces conditions serait s'exposer à
diminuer la valeur qualitative du sang et à produire
par l'anémie l'éréthisme, qu'on croyait combattre par
l'émission sanguine. Il faudra donc saigner, mais saigner seulement les pléthoriques qualitatives. Ce sera
faire disparaître une cause prédisposante aux accès

éclamptiques, et transformer en traitement rationnel ce
que Braün, appelé par Peter le *Broussais à l'envers,*
met au compte de l'empirisme, lorsqu'il dit : « L'expérience a établi que, dans certains cas particuliers,
une saignée générale modérée n'est pas malfaisante,
lorsqu'on la pratique sur une femme vigoureuse et pléthorique; s'il y a de violentes pulsations dans les carotides, si la face reste d'un rouge noir longtemps encore
après l'accès, si l'œdème des poumons commence à
se manifester, si enfin il n'y a aucune trace d'anémie,
de chlorose et de faiblesse; il peut arriver même
alors, dans quelques-uns de ces cas particuliers, qu'on
observe après une saignée la cessation des accès ou une
durée plus longue des intervalles qui les séparent. »

En nous basant toujours sur les mêmes données,
nous dirons que la saignée, lorsqu'elle sera indiquée,
devra être à jet large et continu et assez abondante
pour déterminer cette contraction des vaisseaux capillaires, qui est la cause immédiate de la décongestion
qu'on recherche. Mais nous proscrirons l'effusion considérable de sang à laquelle se sont livrés quelques
doctrinaires enragés, dont Dewes était un bel exemple,
lorsqu'il tirait des veines d'une femme anémique et
affaiblie « cinq à six livres » ou encore « 120 à 130
onces » de sang. On m'objectera sans doute que ces
bourreaux de la lancette ont réussi quelquefois à
enrayer les accès d'éclampsie. C'est possible; ils ont pu
quelquefois surprendre les centres nerveux, les troubler
et leur enlever par surprise, si je puis m'exprimer
ainsi, l'excitabilité qui était mise en jeu, mais ils n'en
restent pas moins imprudents, pour un résultat aussi

aléatoire, de créer une déplétion du système vasculaire qui devient par elle-même une cause d'excitation pour le bulbe et la moelle, comme cela s'observe à la suite des grandes hémorragies, dont les symptômes ultimes sont toujours des convulsions. Ne peut-on pas ajouter encore, bien que ce reproche soit moins sérieux, qu'ils créent chez leurs malades une deuxième affection, la chloro-anémie, dont l'intensité peut être telle, qu'ils ne les ont guéries de leur éclampsie que pour les faire succomber des suites de l'affaiblissement ?

Saignée à jet rapide, peu copieuse, 5 à 600 grammes selon les sujets, chez les éclamptiques d'un tempérament pléthorique, mais seulement chez celles-là, telle est la conséquence que nous tirons de ce qui précède. Le médecin accoucheur, en agissant ainsi, ne devra pas espérer guérir le mal, mais faire disparaître une cause prédisposante qui laissera aux autres médicaments plus de facilité pour accomplir leur œuvre curatrice.

Il ne nous reste plus qu'à tirer une dernière preuve de ce que nous érigeons en principe, de la statistique des résultats obtenus par les divers traitements de l'éclampsie puerpérale. Cette statistique, que nous empruntons à Testut et à Charpentier, nous montre que la mortalité des femmes traitées par les émissions sanguines, en général, atteint le chiffre considérable de 36 %. Ce chiffre serait encore plus instructif, si on pouvait séparer les cas qui ont servi à le former en deux catégories : la catégorie des femmes anémiques et celle des pléthoriques. Mais les indications fournies par Charpentier pour chacune ne sont pas assez étendues, ses observations ne sont pas assez détaillées, pour qu'on puisse faire ce travail intéressant, et nous sommes contraint de nous contenter de faire des réserves sur ce chiffre de 36 % et d'observer qu'il contient aussi bien les cas où le traitement par les saignées était rationnel que les autres, ce qui diminue sa proportion de mortalité, bien qu'elle soit encore supérieure à la proportion fournie par d'autres médications que nous allons examiner.

ÉVACUANTS

C'est aujourd'hui, dit Bailly, une vérité acquise à la physiologie, que les sécrétions intestinales deviennent, dans certaines conditions, supplémentaires de celles de la peau et des reins, et que par la voie de l'intestin peuvent s'échapper des produits de dénutrition dont l'élimination est habituellement dévolue aux glandes rénales et cutanées et qui se trouvent accidentellement retenues dans le sang par l'action insuffisante de ces dernières. Substitution intestinale et spoliation, qu'on a ingénieusement qualifiée de « saignée blanche », tels sont les effets des purgatifs sur l'intestin. On ne doit pas s'étonner qu'en présence de ces faits physiologiques, les médecins qui voient dans les convulsions éclamptiques le résultat de la conservation dans l'économie des produits de dénutrition qui auraient dû être évacués par le rein, il ne faut pas s'étonner, dis-je, que ces médecins, en agissant énergiquement sur le tube intestinal et en y produisant une dérivation active, en pratiquant en un mot cette saignée blanche, aient cru à la possibilité de la guérison de ces convulsions; d'autant mieux qu'en évacuant par l'intestin, ils

désemplissaient en même temps le système vasculaire
cérébral ou médullaire. Rien n'était mieux indiqué,
pour atteindre ce but, que les purgatifs salins. Deux
objections se sont élevées contre eux et en ont bien
vite fait abandonner leur emploi. La première consistait
dans la difficulté où on se trouvait de faire absorber
aux malades la quantité relativement considérable de
liquide qui était nécessaire pour dissoudre une dose
suffisante de sulfate de soude, de potasse ou de
magnésie ; la seconde résidait dans les effets eux-mêmes
de ces purgatifs, qui agissent souvent avec lenteur et
ne produisent toute la spoliation qu'on doit en attendre
que fort longtemps après leur ingestion, ce qui permet-
tait à la maladie de suivre sa marche désastreuse. On
pensa alors aux drastiques qui peuvent s'administrer
à haute dose, sous un petit volume, et ont ainsi une
action plus rapidement énergique sur l'intestin. Parmi
ceux qui se manient le plus facilement, Dubois
employait le jalap et le calomel, soit séparément, soit
ensemble. Il prétend s'en être bien trouvé et affirme
que, dans quelques cas, la diarrhée bilieuse abondante
qu'ils ont provoquée, a puissamment aidé les autres
méthodes de traitement. Quoi qu'il en soit, les purgatifs
par eux-mêmes sont impuissants à arrêter les crises
éclamptiques. La spoliation qu'ils opèrent reste impuissante, puisque, dans les statistiques, le chiffre de
mortalité s'élève à la proportion effrayante de 56,5 %.

Immédiatement après les purgatifs, nous devons parler des vomitifs, mais nous ne le ferons que pour dire
qu'ils sont aujourd'hui généralement abandonnés par
les accoucheurs. Il y a deux raisons à cela : la con-

gestion cérébrale que provoquent les efforts que font les malades pour vomir et qui ne ferait que favoriser l'explosion des accès convulsifs, et le danger qu'il y a de voir les matières du vomissement pénétrer dans les voies aériennes et amener la suffocation pendant les périodes convulsives ou comateuses. L'émétique, cependant, conserve encore des adeptes, mais à dose nauséeuse, de manière à produire des nausées sans vomissements. C'est ainsi que l'ont employée Collins, Le Groux, Cazeaux, Peter, Tarnier. Suivant eux, l'émétique aurait une action contro-stimulante qui pourrait avantageusement remplacer la saignée. Bien plus, cette médication n'aurait pas l'inconvénient des émissions sanguines, qui font subir à l'élément globulaire du sang une diminution qui peut être un danger pour la malade et son action hydragogue constante serait un moyen puissant de déplétion. Malgré cela, les accoucheurs, en général, comme Tarnier, Bailly, Charpentier, reconnaissent que « l'action salutaire de l'émétique n'est pas constante et cet aveu peut laisser subsister des doutes sur l'efficacité réelle de ce médicament. » Pour nous, qui pensons que pour attaquer le mal dans sa racine, il faut diriger la médication directement sur le système nerveux, nous considérons que ce traitement ne peut être, pour abolir l'action réflexe, que palliatif, mais qu'il n'a pas un rôle vraiment curateur.

Les partisans de l'élimination des sérosités qui contiennent des éléments de dénutrition devaient s'adresser aux autres voies de déplétion ; et, en effet, ils se sont tour à tour adressés à la surface cutanée, à l'appareil urinaire et au tissu cellulaire par ponction. Mais les bains, les diurétiques, les mouchetures sont des moyens impuissants quand il s'agit de phénomènes morbides menaçants comme ceux de l'éclampsie et ne méritent pas une discussion sérieuse. Aussi allons-nous passer immédiatement à un autre groupe de remèdes.

RÉVULSIFS.

Après la saignée et les évacuants qui, par la déplétion qu'ils occasionnent, sont en quelque sorte des dérivatifs, nous devons nous occuper d'une autre médication qui en est le complément : la révulsion.

Les révulsifs sont des agents thérapeutiques dont les effets immédiats sont de faire naître une irritation dans un point quelconque, afin de détourner une congestion ou une hyperémie. Partant de l'idée que les accidents éclamptiques étaient dus à une congestion cérébrale, on devait logiquement essayer de les combattre par la médication révulsive. Velpeau, Prestat, P. Dubois les ont préconisés. P. Dubois cependant les avait abandonnés dans les dernières années de sa pratique. Braün, Cazeaux, ont conseillé les ventouses de Junod à l'aide desquelles les accoucheurs prétendent avoir obtenu quelquefois des résultats favorables. « Ces ventouses, dit Cazeaux, seront surtout appliquées avec succès lorsque les saignées générales faites largement, les applications de sangsues ou les ventouses scarifiées n'auront pas fait cesser les accidents. Elles auront alors l'immense avantage de s'opposer à la cause qui semble pousser les liquides vers le cerveau en maintenant dans les membres une

grande quantité de sang. » C'est pour atteindre le
même but que Vagel a appliqué des ligatures sur les
membres inférieurs; c'est encore pour empêcher le
sang d'affluer vers le cerveau que Trousseau pratiquait
la compression des carotides et que Blaud et Labarbay
ont adopté ce moyen. Non seulement nous n'accordons
pas un pouvoir curateur très grand à cette médication
révulsive, mais nous n'hésitons pas à dire, avec Bailly,
que quelques-uns de ces agents peuvent être dangereux. Ce n'est pas au moment, en effet, où le système
nerveux est si excité que la moindre incitation peut
provoquer l'explosion d'un accès, ce n'est pas à ce
moment, dis-je, qu'on peut se permettre d'appliquer
sur la peau des agents aussi irritants que les sinapismes et les vésicatoires. Ils peuvent, au lieu d'enrayer
les crises éclamptiques, donner une nouvelle impulsion
à la réflectivité médullaire et être ainsi d'un usage dangereux. Quant aux ventouses, aux ligatures des membres
inférieurs et à la compression des carotides, ce sont des
moyens palliatifs qui diminueront sans doute le raptus
sanguin vers le cerveau, mais qui resteront impuissants comme moyens curateurs.

MODIFICATEURS DU SYSTÈME NERVEUX

A une maladie qui trouble si profondément le système nerveux on devait opposer les médicaments qui,
par leur action élective sur les nerfs, pouvaient pro-
curer aux éclamptiques la cessation de leurs accès.
On les divise, selon leur action thérapeutique, en trois
groupes : les sédatifs, les antispasmodiques, les anesthésiques.

1° *Sédatifs.* — *Opiacés.* — L'opium, ce remède vieux comme la médecine, est employé par les médecins allemands comme traitement de l'éclampsie. Son emploi leur paraît justifié par sa vertu sédative sur le système nerveux. Cazeaux et avec lui la plupart des médecins français en proscrivent au contraire l'administration dans cette affection : « Les opiacés, dit Cazeaux, semblent devoir être complètement bannis du traitement d'une maladie qui se termine si souvent par une congestion cérébrale. » Il ne fait d'exception que pour les femmes anémiques où son action congestive aura un premier avantage et où ses effets sédatifs pourront « peut-être » produire un heureux changement dans les accidents convulsifs. Nous n'acceptons pas, nous non plus, l'usage de ces médicaments. Mais nous ne basons pas notre opinion sur les inconvénients que signale Cazeaux ; c'est le mode d'action lui-même des opiacés sur le système nerveux qui nous les fait écarter.

L'opium, en effet, diminue bien sans doute la sensibilité, il engourdit bien le malade qui ne réagit qu'aux très fortes douleurs, mais en même temps il détermine chez les animaux soumis à l'expérimentation une exagération particulière de susceptibilité sur laquelle Claude Bernard insiste avec soin. « Cette sensibilité spéciale, dit-il, se manifeste lorsqu'on frappe sur la planche où repose l'animal ou lorsqu'un bruit un peu intense a lieu non loin de lui. On le voit aussitôt tressaillir dans tous ses membres et faire un soubresaut plus ou moins étendu, ou même se sauver les yeux hagards..... Le battement des mains, l'ouverture subite d'un robinet coulant dans un vase plein d'eau sont des bruits éminemment propres à mettre en jeu cette sensibilité spéciale de l'animal morphiné. Vous avez vu à la fin de la dernière leçon un chien profondément endormi par la morphine être réveillé en sursaut par des applaudissements et se sauver dans l'amphithéâtre d'un air égaré et stupide. » Witkowski est arrivé lui aussi aux mêmes résultats. Il a également constaté que la morphine, en même temps qu'elle diminue la sensibilité, augmente l'excitabilité réflexe de la moelle.

On comprendra maintenant pourquoi les opiacés seront non seulement impuissants à combattre l'éclampsie, mais même peuvent être nuisibles aux éclamptiques. L'éclampsie est une irritation réflexe du système spinal dont le point de départ réside dans l'utérus. Or, l'opium, en augmentant l'excitabilité réflexe de la moelle, doit être funeste aux malades à qui on l'administre. Voilà, croyons-nous, la vérité sur l'action thérapeutique des opiacés dans l'éclampsie. L'expérience a démontré qu'ils étaient impuissants à la guérir et on les a généralement abandonnés, pensant que cela tenait à leur propriété congestive; mais nous croyons pouvoir affirmer, d'après les faits positifs qui découlent des expériences de Claude Bernard et de Witkowski, que c'est dans leur action sur le système nerveux que réside non seulement leur impuissance, mais bien leur nocivité. Leur abandon est donc pleinement justifié.

2º *Anti-spasmodiques.* — *Bromure de potassium.* — C'est plus rationnellement qu'on a essayé de com-

battre l'accès éclamptique par le bromure de potassium. Nous avons déjà dit l'action thérapeutique de ce
médicament lorsque nous avons parlé du traitement
préventif de l'éclampsie. Il diminue la sensibilité en
allant de la périphérie au centre et l'excitabilité des
nerfs est amoindrie avant celle de la moelle. Cette
diminution nous a paru devoir jouer un rôle impor-
tant dans la prophylaxie de l'éclampsie puerpérale.
L'action lente et prolongée du médicament était une
indication sur laquelle nous avons basé notre conduite
d'accoucheur pour prévenir l'attaque éclamptique.
Mais lorsque le mal a fait invasion, lorsque le centre
cérébro-spinal est révolutionné, nous croyons cet
agent thérapeutique incapable de paralyser suffisamment tout le système nerveux pour rétablir l'ordre en
enrayant les accès convulsifs. Nous en dirons autant
de la valériane, de l'asa fœtida, du musc, de la belladone. Ils ont pu donner quelques bons résultats dans
des cas légers, mais leur action sera au moins incertaine. Pour agir sûrement et rapidement, il faut au
médecin une arme plus incisive, d'un effet plus immédiat et il ne la trouvera que dans les agents anesthésiques.

ANESTHÉSIQUES. — ÉTHER ET CHLOROFORME.
CHLORAL.

En 1846, le 30 septembre, Marton, sur les conseils
de Jackson, essaya à Boston, dans l'hôpital général de
Massachusetts, l'inhalation de l'éther pour annihiler la
douleur dans une opération chirurgicale. Cette tenta-

tive fut couronnée de succès et l'anesthésie chirurgicale était consacrée. Son succès se répandit rapidement, et huit jours après, en France, Fournier et Deschamps faisaient paraître dans la *Gazette des hôpitaux* une observation d'application de forceps chez une femme éthérisée. Les observations se multiplièrent immédiatement et, pour ne parler que des accoucheurs français, nous voyons Paul Dubois lire un mémoire à l'Académie de Médecine. Stoltz à Strasbourg, Dumas à Montpellier, Cazeaux, Smith, etc..., répètent les mêmes expériences. Pendant plus d'une année, l'éther sulfurique fut seul employé, mais la puissance anesthésique du chloroforme ayant été découverte par Soubeyran, en France, et Liebig, en Allemagne, ce nouvel agent thérapeutique vint prendre place à côté de l'éther et ne tarda même pas à être proclamé supérieur. Simpson encore fit le premier l'essai de la chloroformisation sur les femmes en travail et communiqua, le 10 novembre 1847, les résultats de ses expériences à la Société de Médecine d'Édimbourg. A partir de ce moment on abandonna l'éther; le chloroforme lui fut partout substitué et fut l'objet de nombreux travaux de la part de Gream, Merriman, Murphy, Stallard, Bouisson, Denhaus, Hauzelot, Broca, Show, Kaufmann, etc., etc.

L'idée d'appliquer l'éther et le chloroforme au traitement de l'éclampsie suivit de très près la découverte de ces précieux médicaments. Déjà Channing, dès l'année 1847, avait employé l'éther sulfurique chez une femme en travail et atteinte d'éclampsie, et au commencement de l'année suivante Richet se servait du chloroforme dans un cas semblable et avec le même bonheur.

Puis vinrent les nombreuses observations de Simpson, qui furent suivies des importantes publications de Bouchacourt, Timermans, Macario, Frémineau, Liegard (de Caen), Scanzoni, Blot, etc., etc.

Le traitement de l'éclampsie par l'anesthésie était dès ce moment entré dans la pratique, et les résultats heureux de Braün (de Vienne), et de Chailly devaient encourager tous les accoucheurs à essayer ce nouveau genre de médication. Parmi ceux qui s'en sont faits les apôtres les plus convaincus, nous devons citer Simpson, Channing, Seyfert, Scanzoni, Churchill, Trousseau, Blot, Messenger. D'autres se sont tenus sur la réserve, ne conseillant l'emploi de ce médicament qu'avec modération, s'ils ne le proscrivent pas. Ce sont P. Dubois, Depaul, Cazeaux, Pajot, Danyau, Tarnier, de Soyre, Bailly, etc., etc.

La découverte du chloral comme anesthésique, par Liebrecht, fut suivie de son application au traitement de l'éclampsie et devait donner une nouvelle impulsion à la médication qui nous occupe et ébranler quelques-uns de ceux qui étaient encore sceptiques à son endroit. Ce fut en 1869 que Serré (de Bapaume) employa pour la première fois le chloral chez une éclamptique où on avait déjà mis en œuvre inutilement la saignée, les sangsues, les vésicatoires, les sinapismes Rigollot et le sulfate de quinine à haute dose. Verneuil en mentionne, en 1870, à la Société de Chirurgie, trois nouveaux cas. Maurice Raynaud, en 1871, publia un nouveau succès dans la *Revue de*

Thérapeutique. Puis vinrent les observations de Maken-
toch, Dossel, Dacre, Fox, Campbel, Philips, Wikid-
barne, França I Majora, Fanny ; enfin, plus tard, celles
de Coudéréou, de Baudon, de Charretier, de Dumas,
de Guéniot, de Testut, etc., etc.

Tous proclamaient l'utilité incontestable du chloral
dans l'éclampsie et sa supériorité non seulement sur les
autres genres de médication, mais même sur les
autres anesthésiques. C'est ce que nous allons étudier.
Pour cela, nous nous rendrons compte d'abord de l'action physiologique des anesthésiques et de leur rôle
dans le traitement de l'éclampsie ; nous verrons
ensuite les avantages réciproques de chaque anesthésique pour les éclamptiques et son mode d'emploi.

Les agents anesthésiques agissent directement sur les
centres nerveux ; ils détruisent la sensibilité générale
et la motricité. Ils agissent d'une manière progressive
sur le cerveau, le cervelet, la moelle épinière et la
moelle allongée. Ce fut Flourens, cet éminent physiologiste, qui, l'un des premiers, étudia avec soin les
phases des phénomènes produits par l'éther et les
autres agents du même ordre. Il montra que les inhalations de l'éther déterminent d'abord une excitation,
un trouble intellectuel et un dérangement dans l'équi·
libre des mouvements ; puis cet anesthésique volatil
s'attaque à la moelle épinière, abolit la sensibilité et la
réceptivité réflexe, et, si on poursuit son usage, il
concentre son action dans la moelle allongée et arrête
les fonctions de la respiration ou de la circulation.
Il fait subir à l'économie trois phases distinctes :
l'excitation, l'insensibilité et le collapsus. Ce que dit

Flourens de l'éther sulfurique peut être attribué au chloroforme, qui produit les mêmes effets physiologiques. Cependant, la période d'excitation est plus marquée avec l'éther qu'avec le chloroforme; ce dernier agit moins vivement sur la pulpe nerveuse, n'active pas autant la circulation cérébrale et, par suite, produit moins de phénomènes analogues à ceux de l'ivresse; l'éther, au contraire, plus volatil, plus excitant et congestionnant probablement davantage les centres nerveux, rend cette première période plus agitée, plus loquace et plus follement bruyante. Mais elle ne tarde pas à disparaître pour faire place à un engourdissement et à un affaiblissement qui vont s'augmentant jusqu'à ce que les facultés sensoriales, sensitives et locomotrices soient complètement anéanties.

Le chloral est un anesthésique d'un autre ordre. Il est plus spécialement hypnotique. Il ne produit pas cette période d'excitation; au contraire, ses premiers effets se traduisent par un affaiblissement de la volonté et de la sensibilité; puis viennent le sommeil, la résolution musculaire et l'anesthésie complète. L'irritation des nerfs sensitifs est sans effet; aucune motilité, aucune contraction dans les fibres musculaires ne traduit à l'extérieur la perception de cette irritation. « Le chloral, dit Testut, en mettant ainsi les appareils musculaires dans l'impossibilité d'agir, frappe-t-il directement le muscle, le nerf centrifuge qui lui apporte l'influx moteur ou bien le noyau central qui est chargé de l'élaborer? On a signalé une altération matérielle du muscle (Richardson); c'est une erreur : le muscle réagit fort bien, même dans l'empoisonnement, quand on l'électrise. On a imaginé une action topique du chloral sur l'albumine des nerfs moteurs qui perdraient ainsi leurs fonctions. Cette hypothèse est encore en opposition avec les faits fournis par l'expérimentation sur un animal soumis à l'anesthésie chloralique. Si on électrise un nerf moteur quelconque, le muscle qu'il active se contracte immédiatement. Il résulte de ces faits que c'est surtout la réflectivité médullaire qui est atteinte dans ses manifestations par l'hydrate de chloral, et que les groupes musculaires restent inertes parce qu'ils ne reçoivent plus des centres moteurs spéciaux paralysés les incitations qui les amènent à se contracter. » C'est donc à la réflectivité médullaire que s'attaque spécialement le chloral pour anéantir la motricité. C'est absolument l'anéantissement de l'action réflexe qu'il provoque.

Ceci étant établi sur l'action physiologique des anesthésiques, nous voyons tout de suite les conséquences qu'on peut en tirer au point de vue du traitement de l'éclampsie, faite tout entière d'excitation réflexe. Ils annihileront l'action du cerveau qui ne percevra plus les irritations douloureuses ou autres qui partent de l'utérus; ils paralyseront les groupes cellulaires spinaux qui communiquent aux muscles les incitations motrices, et, en un mot, ils mettront un terme aux accès convulsifs qui caractérisent cette maladie effrayante de l'éclampsie puerpérale.

L'éther, le chloroforme et le chloral, ces trois anesthésiques qui seuls ont été employés pour atteindre ce but, n'ont pas cependant donné les mêmes résultats cliniques, et leurs succès n'ont pas été enregistrés

dans les mêmes proportions. C'est qu'avec l'éther et
le chloroforme, nous nous heurtons à des difficultés
qu'on ne rencontre pas dans l'administration du
chloral. L'éther surtout, plus volatil, s'accompagne de
phénomènes si excitants, de contractions musculaires
si exagérées au début de l'anesthésie, qu'il a rapidement été abandonné pour être remplacé par le chloroforme, dont la période d'excitation moindre offrait un
danger de moins dans son emploi pour le traitement
des éclamptiques. Mais le chloroforme lui-même ne
laisse pas d'offrir des difficultés dans son emploi, qui
ont fait souvent hésiter les médecins accoucheurs. La
première consiste dans le degré de l'anesthésie. Il
faudrait n'avoir jamais chloroformisé un malade pour
ne pas savoir combien il est difficile de le maintenir
dans une juste narcose. Outre qu'il y a des sujets
réfractaires qui ne s'endorment pas ou qui s'endorment
trop, il est bien difficile de maintenir le patient dans
une résolution complète pendant de longues heures,
comme c'est utile chez les éclamptiques, sans voir
arriver une fois ou une autre ce resserrement des mâchoires, cette contraction des muscles masséters, cette
rétraction des muscles de la base de la langue, cette
attraction de cet organe vers la glotte, cet arrêt de la
respiration, qui sont le commencement de l'asphyxie,
et qui ne sauraient être impunément subis par une
éclamptique. Si, au contraire, on use du chloroforme
avec parcimonie pour éviter ces accidents, on s'expose
à voir se réveiller la sensibilité réflexe et éclater de
nouveau les accès convulsifs ; car, il ne faut pas l'oublier, c'est dans la troisième période de l'anesthésie

qu'on doit toujours tenir les malades pour avoir la certitude de paralyser le système cérébro-spinal. Nous nous sommes souvent demandé si la différence des succès obtenus dans l'éclampsie par le chloroforme ne tenait pas précisément à son mode d'emploi. Que de fois on a dû rester en dehors de la résolution complète par crainte de l'asphyxie, attribuant alors à l'impuissance du chloroforme des accès qui n'avaient pour cause que sa mauvaise administration. D'ailleurs, n'y a-t-il pas une excuse légitime à cette appréhension, vu les troubles respiratoires qui existent le plus souvent chez les malades pendant les accès, et le médecin n'est-il pas autorisé à craindre d'ajouter à cette perturbation pathologique celle que produit toujours la pénétration de l'agent anesthésique dans les voies aériennes.

Avec le chloral, nous n'avons aucun de ces phénomènes à redouter. Pas de période d'excitation, peu ou point de sujets réfractaires, pas de crainte d'asphyxie, mode d'emploi facile et, avec cela, réflectivité médullaire plus sûrement abolie. D'où supériorité incontestable du chloral comme agent anesthésique dans le traitement de l'éclampsie puerpérale.

Mode d'administration du chloral. — Voie buccale. — Testut, sur le traitement de l'éclampsie par le chloral, a commis des exagérations que nous devons réduire à leur juste valeur. Se basant sur une observation de notre confrère et ami M. le professeur agrégé Lande, il proscrit d'une manière absolue l'administration du chloral par voie buccale et confirme ses observations par des expériences physiologiques.

Voilà, en deux mots, l'observation de M. Lande.
Il s'agit d'un homme jeune et vigoureux qui fut pris
d'un tétanos aigu non traumatique. Le traitement par
le chloral fut impuissant, et il mourut après avoir
absorbé, dans l'espace de trente-deux heures, environ
30 grammes du médicament. La nécropsie pratiquée
trente-huit heures après la mort permit à M. Lande de
constater ce qui suit : « Du côté de l'appareil digestif,
la bouche, le pharynx et l'œsophage sont à l'état
normal, mais il n'en est pas de même de l'estomac.
Cet organe présente en effet les signes d'une assez
vive congestion, principalement marquée au niveau
du grand cul-de-sac. On trouve, surtout dans cette
dernière région, une sorte de boursoufflement de la
muqueuse. Celle-ci offre, par places, des saillies jaunâ-
tres dont le volume varie entre celui du pois et celui de
la noisette ; ces saillies ont une consistance mollasse et
gardent l'empreinte du doigt. Elles sont en tout point
comparables aux phlyctènes produites par des agents
vésicants, quand ces phlyctènes contiennent un exsu-
dat fortement chargé de fibrine et de consistance géla-
tineuse ; quand on les incise, en effet, on reconnaît
qu'elles renferment un liquide colloïde, et elles s'affais-
sent après avoir abandonné à la pression une certaine
quantité de sérosité. »

Et d'abord, qu'il nous soit permis de faire observer
que rien n'établit que le malade ne fût pas atteint déjà
d'une phlegmasie de l'estomac, qu'ensuite la dose de
chloral avait été portée jusqu'à 28 grammes, et que de
ce que 28 grammes de ce médicament ont produit une
sorte de vésication de la muqueuse stomacale, il ne

s'ensuit pas qu'une dose moindre doive produire les
mêmes accidents et qu'on soit en droit d'en proscrire
l'administration par la bouche. Il n'est pas de médecin, en effet, qui n'ait ordonné, dans d'autres affections
que celle qui nous occupe, le chloral par voie buccale
sans avoir eu d'ulcération de l'estomac chez les malades qui avaient absorbé ce médicament. Et, lorsque
Labbé nous décrit la saveur âcre et piquante de ce
médicament, la sensation de chaleur et de douleur
qu'il développe à l'épigastre après son absorption, il
est encore loin de conclure à l'ulcération de la muqueuse stomacale. C'est une exagération que M. Laborde commet, lorsqu'à la fin de sa note à l'Académie
des Sciences il dit : « Administré à la dose de 1 gramme,
1 gramme 50 et 2 grammes par jour, le chloral détermine, surtout le second et le troisième jour, une sensation excessivement douloureuse au creux épigastrique,
de très vives coliques, un état nauséeux et lipothymique avec sueurs profuses. » Sans doute nos malades,
après une médication suivie de chloral pendant longtemps, nous ont manifesté quelques troubles gastri-
ques, mais il y a loin de cet état « aux coliques, à
l'état nauséeux et lipothymique » que prétend avoir
éprouvé M. Laborde après avoir absorbé 1 à 2 grammes
de chloral, et cela, pendant deux ou trois jours.

D'ailleurs, ce n'est pas sans une intention manifeste
que, dans les observations d'éclampsie puerpérale et
l'observation d'accidents convulsifs éclamptiformes
par congestion utérine que nous rapportons au quatrième chapitre de notre travail, ce n'est pas sans
intention, dis-je, que nous avons donné invariablement

la dose de 10 à 12 grammes de chloral par la bouche, bien disposé même à augmenter cette dose de quelques grammes. Nous connaissions le travail et les opinions de Testut, et nous voulions, cliniquement, nous rendre compte si, dans les cas assez nombreux où le lavement de chloral ne peut être administré ou supporté, il y avait danger à préférer la voie buccale à l'injection intra-veineuse. Or, dans ces huit observations, nous n'avons jamais eu à constater de troubles profonds de la muqueuse stomacale, et si, comme dit Testut, « pour combattre des convulsions on n'est nullement autorisé à porter sur cette muqueuse une substance toxique qui l'irritera ou la détruira peut-être », nous répondons, observations à l'appui, qu'on pourra faire absorber jusqu'à 12 ou 14 grammes de chloral dans six heures environ sans craindre cet accident, à moins que l'estomac de la malade ne soit déjà le siège d'une phegmasie qui sera, comme le dit M. Gubler, une contre-indication à ce mode d'administration.

Si j'insiste sur ce fait, c'est surtout au point de vue pratique. Il est facile, dans un hôpital, où l'on est admirablement outillé, ou dans un laboratoire où l'on a l'habitude de pratiquer des injections intra-veineuses, il est facile, dis-je, de préconiser ce mode d'administration. Mais dans la clientèle ordinaire, où des aides pour maintenir des éclamptiques agitées vous manquent le plus souvent, où comme seringue à injection on ne possède, en général, que celle de Pravaz, absolument insuffisante pour cette petite opération, où les malades, souvent infiltrées, ont des veines peu apparentes, nous ne craignons pas de dire que l'injection intra-veineuse est d'une pratique difficile, rarement employée et quelquefois dangereuse, et qu'il importait au praticien qui se trouvait dans ces conditions de savoir si la voie buccale ne lui était ouverte qu'à la pénible condition de s'exposer à provoquer chez la patiente une deuxième maladie : l'ulcération de l'estomac.

Il nous est donc permis de répondre à cette interrogation par des faits qui sont positifs, et de nous résumer en disant qu'on peut administrer le chloral par la bouche sans craindre d'accidents, et que si la dose n'est pas portée au-dessus de 15 grammes, la sensation de constriction à la gorge et de chaleur à l'épigastre que pourront accuser certaines malades n'auront aucune suite inquiétante et ne rendront nullement leur estomac inapte à recevoir l'alimentation légère que le médecin sera en devoir de prescrire à la cessation des accès éclamptiques. On ne doit pas oublier cependant, pour tirer de ce merveilleux médicament tout le bien qu'on peut en attendre, qu'il faut agir rapidement et employer de fortes doses. Nous nous sommes très bien trouvé, dans les cas où nous l'avons employée, de la méthode que nous avons adoptée, et qui a été suivie depuis, également avec succès, par les confrères qui nous ont appelé en consultation. Nous donnons 4 à 6 grammes de chloral en vingt minutes, et, à partir de ce moment, nous en donnons 1 gramme toutes les heures pendant six heures, à moins que les accidents ne soient pas enrayés et nous obligent à agir plus rapidement.

Voie rectale. — Il est une autre voie par laquelle le

chloral peut être administré dans l'éclampsie puerpérale ; la pratique l'a consacrée, la physiologie l'a
légitimée, et nous lui accordons toute notre approba-
tion quand elle est possible. C'est la voie rectale. Dans
la *Revue de Thérapeutique médicale et chirurgicale
de 1876,* Voisin et Liouville arrivent à tirer cette
conclusion de leurs expériences, à savoir, que tout
médicament soluble est absorbé trois minutes après
son introduction dans le rectum. Il était naturel, en
conséquence, de penser à l'administration du chloral
à haute dose par cette voie. C'est ce qui fut fait, et
Testut trace ainsi les règles à suivre dans ce genre
d'administration. « On injectera tout d'abord 4 grammes de chloral et on attendra les effets. Toutes les
heures qui suivront cette première injection, on en
fera une nouvelle de 1 gramme seulement; on ne
s'arrêtera que lorsque les convulsions éclamptiques
auront cessé et que la malade dormira d'un sommeil
profond, voisin de l'anesthésie. Il sera nécessaire
d'exercer sur elle une surveillance de tous les instants.
Aussitôt que l'on verra ses paupières se relever et le
sommeil disparaître, aussitôt que l'on surprendra
quelques phénomènes d'excitation, des cris plaintifs,
de l'agitation ou même des secousses musculaires, on
devra immédiatement réprimer ces manifestations
extérieures d'une excitabilité qui renaît par l'administration d'une nouvelle dose de chloral. »

Administré à haute dose et selon les règles que
nous venons de formuler, le chloral est un agent
puissant contre les accès d'éclampsie puerpérale. Il
reste incontestablement le meilleur remède à ce mal

que la thérapeutique fournisse à l'accoucheur. Son
emploi est rationnel, et les faits cliniques groupés
dans les statistiques attestent sa supériorité.

MÉDICATIONS DIVERSES.

On a encore proposé d'autres médicaments contre
l'accès convulsif : ce sont les diaphorétiques, les bains
tièdes, les bains froids, la pilocarpine et l'ergot de
seigle. Mais aux uns, tels que les diaphorétiques et les
diurétiques, nous faisons le reproche d'être insuffi-
sants. Ce sont de trop petits moyens et en même
temps des moyens trop lents pour combattre un mal
à marche si rapidement foudroyante. Les bains tièdes
sont dans la même catégorie, et si, autrefois, on a cru
en retirer quelque utilité, je crois que c'est parce qu'on
les a employés dans des cas d'une extrême légèreté,
parce que leur action thérapeutique est trop anodine
pour qu'ils puissent avoir quelque influence sur les
cas graves. Les bains froids ont pris leur origine dans
la théorie qu'on a émise d'assimiler l'éclampsie à la
fièvre typhoïde. La méthode de Brandt avait donné de
bons résultats dans cette maladie ; on devait l'appliquer,
pour se montrer conséquent, à la crise éclamptique.
Mais nous doutons qu'on ait pu en tirer de bons
résultats. Jacquet n'emploie cette méthode qu'à demi :
il se contente de plier les malades dans un drap
mouillé. L'ergot de seigle est aussi employé, mais,
pour nous, il ne peut avoir qu'un résultat désastreux.
Deux fois nous avons vu éclater les accès après l'admi-

nistration de ce médicament et son action stimulante
sur l'utérus nous explique assez cette influence nocive.
Si quelques accoucheurs lui ont attribué des succès,
je suis convaincu qu'ils ont mis à l'actif de l'ergot de
seigle la cessation des attaques, qui n'était due qu'à
l'expulsion de l'enfant qui avait pu se faire sous
l'influence de l'action de cet agent thérapeutique. Il
serait intéressant de compulser les observations de
Michel, Roche, Plat, etc..., qui ont préconisé cette
médication; on verrait probablement que la déplétion
utérine est intervenue dans les faits cliniques qu'ils
relatent. Nous ne dirons rien non plus de la pilocarpine. C'est un remède dont l'action thérapeutique, au
point de vue de l'éclampsie, est trop peu connue pour
qu'on puisse l'employer avec quelque sécurité. Je ne
veux retenir qu'une ligne de ce qu'en dit Sünger, à
savoir qu'elle active les douleurs et renforce le travail,
pour prétendre qu'elle doit subir le sort du seigle
ergoté, sans que son action éliminatrice puisse lui
faire trouver grâce.

En résumé, de tous les remèdes qui ont été employés
pour arrêter les attaques de l'éclamptique, nous devons
retenir spécialement le choral qui a fait ses preuves et
que tout accoucheur, soucieux de l'enseignement des
faits cliniques, administrera immédiatement quand il
sera appelé auprès d'une de ces malades. Si elle est
pléthorique, il pourra associer à cette médication
l'usage des saignées légères, autant dans le but de
prévenir les accidents que les crises convulsives
peuvent occasionner du côté du cerveau, que pour
contribuer à enrayer le mal lui-même.

TRAITEMENT CHIRURGICAL

La moitié des femmes éclamptiques voient cesser leurs accès aussitôt que l'utérus est vidé. Tel est le fait brutal qui se dégage des statistiques qu'on a dressées. Ne doit-on pas alors agir dans ce sens et vider l'utérus d'une femme éclamptique? La discussion des faits physiologiques et cliniques nous conduit-elle à intervenir dans ce sens?

Nous devrions peut-être nous contenter, en présence de cette nouvelle question pleine de tant de difficultés, de faire de la bibliographie, de reproduire les arguments des maîtres dont nous avons eu à apprécier la valeur et de relater les passages de leurs œuvres sur ce sujet. Ce serait plus prudent et notre travail aurait au moins le mérite de réunir quelques belles pages de clinique obstétricale; ce serait plus facile, mais moins pratique; ce serait tourner la difficulté et non pas essayer de la vaincre. Nous verrions que dans les cas controversés, Velpeau, Stoltz, Tarnier, Joulin, etc..., pensent d'une manière et que P. Dubois, Pajot, Blot, Depaul enseignent d'une autre. L'indécision serait la conséquence de cette manière de procéder, et là surtout le praticien ne doit pas être indécis. Nous dirons donc simplement et sans prétention notre manière de voir; nous expliquerons comment nous avons été conduit à nous tracer la règle que nous suivons pour la solution de ce problème de l'intervention ou de la non-intervention.

Nous voudrions d'abord qu'on partageât la conviction que nous avons, que la première chose que doive combattre le médecin appelé à soigner une femme atteinte d'éclampsie puerpérale est la précipitation à laquelle il se sent disposé à se laisser aller dans le traitement de cette affection. Ce mal terrible l'impressionne péniblement, et il se hâte de vouloir le combattre et souvent, surtout dans l'intervention violente, il fait mal parce qu'il veut faire vite. D'ailleurs, la décision qu'il aura à prendre pour intervenir mérite ses réflexions, car nous n'hésitons pas à dire, d'ores et déjà, qu'il serait imprudent d'agir sans tenir compte des circonstances particulières inhérentes à chaque malade, et que toute résolution formulée et prise d'avance peut être une source d'erreurs et de fausses manœuvres.

En effet, le médecin, dans le problème difficile d'intervention qu'il a à résoudre, doit tenir compte de deux facteurs d'une importance presque égale : la vie de la mère et celle de l'enfant. Il ne lui est pas plus permis de sacrifier celle-ci que de laisser celle-là exposée aux conséquences fatales du mal qui la menace, et, dans tout ce qu'il tentera, il ne doit perdre de vue ni l'une ni l'autre.

Aussi, les indications obstétricales seront-elles différentes, selon que la femme sera en travail ou que le travail n'étant pas commencé elle sera enceinte de sept à neuf mois, époque à laquelle l'enfant sera viable, ou enfin, que la femme sera enceinte de moins de sept mois et que le produit de la conception sera encore à l'état de fœtus.

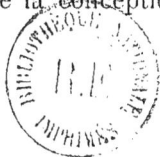

7

1° *Le travail étant commencé et le col dilaté ou dilatable.*

Nous établissons en principe, et pour tous les cas, qu'avant toute intervention on doit avoir recours au traitement médical, ce qui veut dire pour nous à l'administration du chloral à haute dose, et attendre la narcose chloraliqu e. De cette manière, si on est obligé d'intervenir, les effets de la violence qu'on exercera sur l'utérus seront amoindris. L'excitation réflexe qui résultera des manœuvres auxquelles on se livrera sera anéantie, et la contre-indication qu'on fait ressortir de l'aggravation du mal par ces manœuvres, qui apportent une nouvelle incitation, n'existera plus ou tout au moins perdra une grande partie de sa valeur. La résolution étant obtenue, de deux choses l'une : ou les accès continuent ou ils cèdent à la médication. S'ils continuent, on doit mettre en pratique la formule suivante consacrée par l'usage : « Vider l'utérus aussitôt que l'on peut le faire sans violence. » Tout est indication pour remplir cette formule : les accès éclamptiques qui peuvent cesser aussitôt que la déplétion utérine sera faite, et l'existence de l'enfant, qui peut être compromise par la violence des convulsions de la mère. Le meilleur moyen pour terminer l'accouchement nous paraît être, en ce cas, le forceps. Il s'applique avec beaucoup moins de rigueur pour l'utérus qu'on n'en exerce en pratiquant la version, et en même temps, il y a certainement moins de danger pour l'enfant.

Mais si avec la narcose chloralique les accès éclamptiques ne reparaissent plus, bien que le col soit dilaté ou dilatable, rien n'autorise à intervenir, à moins que l'enfant ne souffre, ce dont on pourra se rendre compte par l'auscultation. Bien plus, l'intervention peut être dangereuse, en ce sens que, portant un nouvel agacement aux organes vulvo-utérins, elle peut déterminer de nouvelles crises que l'anesthésie chloralique sera impuissante à dominer, et on s'expose ainsi, pour combattre un mal qui est déjà enrayé, à le réveiller, au contraire, sans que rien puisse excuser l'accoucheur qui a encouru ces risques. Car, comme nous l'avons observé chez la malade qui fait l'objet de notre sixième observation, la narcose chloralique ne ralentit pas le travail et semble au contraire le régulariser, et l'accouchement se fait sans plus de lenteur qu'à l'état normal. Au début de notre exercice médical, alors que nous n'étions pas fixé sur la valeur thérapeutique du chloral dans l'éclampsie, nous recourions dans ce cas, au contraire, à l'application de forceps ou à la version, comme nous l'avions vu faire par nos maîtres. C'est ainsi que nous avons agi dans notre première et notre deuxième observation. Mais en présence des effets souvent merveilleux de la médication chloralique, non seulement nous nous abstenons, mais nous déclarons imprudents ceux qui se croient obligés d'intervenir.

2° *Le col n'est pas dilatable et la femme est enceinte de plus de sept mois.*

C'est dans ce cas que les auteurs sont le plus divisés. Tandis, en effet, que Moreau, Paul Dubois, Depaul, Pajot, Blot, Charpentier conseillent de s'abstenir, Velpeau, Stoltz, Chailly, Danyau, Krauss, Tarnier,

Joulin, Jacquemier se montrent partisans convaincus
d'une intervention précoce. Tandis que les interventionnistes prétendent que l'évacuation utérine sera
probablement la fin des accès éclamptiques, surtout si
cette affection convulsive est d'ordre réflexe — ce que
nous avons cherché à démontrer — et se basent pour
cela sur cet axiome fondamental de thérapeutique :
Sublata causa, tollitur effectus, les abstentionnistes,
au contraire, s'appuient sur les considérations sui-
vantes : 1° l'éclampsie n'est que le symptôme d'une
maladie générale qui persiste après l'évacuation utérine; 2° l'évacuation utérine n'est pas toujours une
cause de cessation des convulsions éclamptiques,
puisqu'on voit la maladie persister ou même débuter
après l'accouchement; 3° le travail s'établit presque
toujours seul pendant les accès, et l'accouchement se
fait très rapidement; 4° on doit craindre d'accroître la
force et les dangers des accès par l'irritation du col et
du conduit génital.

Or, interventionnistes et abstentionnistes nous paraissent, dans cette circonstance, trop théoriciens et
pas assez praticiens. Ils partent de ce principe que la
déplétion utérine sera ou ne sera pas la cause de la
cessation des accès éclamptiques, et bâtissent là-dessus
leur doctrine, réglant leur conduite d'après les conséquences qu'ils en tirent. Les premiers semblent négliger les avantages considérables qu'on peut tirer du
traitement médical, et les seconds oublient qu'en présence de l'impuissance de ce même traitement, au
bout de quelque temps, il est un devoir qui s'impose
absolument à l'accoucheur : sauver l'enfant qui vit

encore, même en admettant que l'introduction d'un corps étranger dans la matrice augmente le nombre et la force des accès.

Je le répète : il y a deux facteurs dans le problème, et aussi deux manières de le résoudre. Nous connaissons les deux facteurs : mère et enfant, et les deux manières de le résoudre sont l'intervention médicale et l'intervention chirurgicale. La médication chloralique est sans danger pour la mère et l'enfant, et dans le cas de non-dilatation comme dans le cas de dilatation, c'est par elle qu'il faut commencer. Si elle réussit à arrêter les accès, deux circonstances peuvent exister : ou le travail a commencé sous l'influence des crises éclamptiques, ou il n'a pas commencé. S'il a commencé, nous retombons dans le cas que nous avons précédemment discuté, et le médecin accoucheur doit laisser aller l'accouchement suivant les seules forces de la nature. Son attention sera tournée vers la narcose chloralique, qu'il devra maintenir complète pendant tout le travail, tout en exerçant une surveillance armée sur l'acte de la parturition et se tenant prêt à intervenir avec le forceps, si la nécessité s'en fait sentir pour la mère ou pour l'enfant. Pour que cette intervention, d'ailleurs, soit nécessaire, il faudrait que la durée du travail fût telle qu'elle nécessitât une trop forte dose de chloral ou que l'enfant restât trop longtemps à la vulve et menaçât d'asphyxier, et alors on rentrerait dans la pratique habituelle des accouchements. Si, au contraire, l'accouchement n'a pas commencé, si les contractions utérines ne se sont pas réveillées sous l'influence des secousses éclamptiques (et ce sera très rare à partir du septième mois), quelle doit être la conduite du médecin accoucheur? Si nous ne tenions compte que de la mère, nous n'hésiterions pas un seul instant, en présence de l'arrêt des attaques, à nous déclarer partisan de l'abstention, à moins qu'elle ne fût fortement albuminurique et que cette seconde maladie fût un danger pour elle; nous oserions espérer que, pendant les mois qui séparent la malade de l'époque de l'accouchement, une médication préventive sévèrement instituée pourrait préserver la patiente du retour de nouvelles crises éclamptiques. Mais nous devons tenir compte de l'enfant et nous demander s'il ne sera pas plus salutaire pour lui de naître avant terme que de rester dans l'utérus d'une femme éprouvée par les convulsions éclamptiques, qui restera peut-être malade à cause du trouble porté dans ses organes et qui, d'un enfant se trouvant dans de bonnes conditions de vitalité, pourrait en faire un enfant chétif et malingre qu'on aurait peut-être de la peine à faire revenir à la santé. C'est cette considération qui déterminera notre attitude. Si la femme a eu de nombreuses attaques et qu'on ait à craindre une longue convalescence, intervenir en provoquant l'accouchement; si, au contraire, les crises ont été rares et peu violentes, s'abstenir de toute manœuvre chirurgicale. Voilà la règle que nous nous sommes imposé de suivre.

Il peut se faire enfin que le traitement médical soit impuissant, que les convulsions persistent malgré l'administration de fortes doses de chloral, ce qu'on devra craindre lorsque les attaques augmentant d'in-

tensité, la hauteur thermométrique vous prouvera que
le mal augmente également. Que devra faire le médecin dans ces conditions?

Intervenir chirurgicalement. Tout l'y oblige, l'état
de la mère et la sécurité de l'enfant. Deux procédés
peuvent être employés : l'un à qui on a donné le nom
d'accouchement forcé et qui, en réalité, est fait de
violence, et le second qu'on dénomme accouchement
provoqué et que je qualifierai, en le comparant à
l'autre, de procédé de douceur.

Accouchement forcé. — L'accouchement forcé consiste en des manœuvres violentes pour entrer de vive
force dans l'utérus et faire l'extraction du produit de
la conception. Puzos le définit ainsi : « Plus soumis à
la volonté qu'aux lois de la nature, il se fait sans avoir
attendu les douleurs et sans avoir obtenu une dilatation considérable de l'orifice; on achève avec la main
l'écartement commencé ; on entre précipitamment dans
la matrice pour en tirer l'enfant le plus promptement
qu'il est possible. » Il est d'un procédé difficile et
dangereux. Les dilatations métalliques ont été inven-
tées pour en faciliter l'exécution, mais on les a généralement abandonnées comme augmentant au contraire
le danger des manœuvres. Je comprendrais plus facilement l'heureuse influence des incisions multiples sur
le col ; elles permettront à l'accoucheur d'introduire
plus facilement la main dans l'utérus et éviteront
peut-être les déchirures profondes qu'on est exposé à
faire sur le col, comme cela nous est arrivé une fois
malgré toutes les précautions que nous avions prises.

C'était chez une femme enceinte de six à sept mois environ, qui s'était blessée et qui avait une hémorragie inquiétante. Il y avait présentation de l'épaule. Son médecin, M. le Dᴿ P..., demeurant à P..., en présence du danger qui devenait de plus en plus imminent à cause du travail qui restait impuissant et de la perte du sang qui ne s'arrêtait pas, nous fit appeler en consultation. Après nous être rendu compte de cette impuissance des contractions utérines à dilater le col et à chasser le fœtus, nous nous décidâmes à pratiquer l'accouchement forcé. Nos manœuvres pour traverser la vulve, le vagin et le col furent lentes et méthodiques et ne durèrent pas moins de quinze à vingt minutes. Arrivé dans l'utérus, nous redoublâmes de précautions pour chercher les membres inférieurs et opérer la version, et malgré cela, à une manœuvre un peu plus violente pour saisir les deux pieds, nous eûmes sur le bras une sensation de déchirure profonde qui nous fit craindre la rupture d'une partie de l'utérus. Nous continuâmes, malgré notre juste anxiété, l'accouchement qui, d'ailleurs, fut rendu à partir de ce moment très facile. La déchirure n'avait pas été aussi profonde que nous l'avions craint : seul le col était rompu dans toute son épaisseur, et la malade guérit après avoir eu toutefois un abcès péri-utérin qui nous donna beaucoup d'inquiétude à notre confrère et à nous. Aussi sommes-nous autorisé à dire que l'accouchement forcé est un accouchement d'une gravité extrême et que dans l'éclampsie il ne peut y avoir pour lui qu'une indication : imminence de la mort de la mère et de l'enfant.

Accouchement provoqué. — L'accouchement provoqué, comme l'indique son nom, consiste à provoquer
les contractions de l'utérus et à laisser ensuite aux
seuls efforts de la nature le soin d'expulser le produit
de la conception. Il peut être obtenu par deux groupes
d'agents : les agents thérapeutiques et les agents
mécaniques. Les agents thérapeutiques ont une action
trop lente et trop incertaine pour être employés dans
l'éclampsie où l'intervention, qui doit être à notre avis
tardivement décidée, doit être, pour ce motif, assez
rapidement exécutée. Nous en dirons autant des
agents mécaniques qui n'agissent qu'indirectement sur
l'utérus comme l'introduction de corps étrangers dans
le vagin, tels que tampons, vessies préparées, colpeu-
rynter qui n'est autre que la vessie perfectionnée où
la vessie est remplacée par du caoutchouc vulcanisé.
Trop lentes aussi les douches vaginales chaudes que
nous avons vu d'ailleurs absolument échouer chez une
femme que des vomissements incoërcibles nous mi-
rent dans la nécessité de faire avorter. On ne peut absolument se servir que de ceux qui provoquent directement les contractions utérines, soit par la dilatation du
col, soit par le décollement des membranes, soit enfin
par la ponction de l'œuf.

Les dilatateurs simples sont ceux qu'on introduit dans
le col pour en effectuer la dilatation. Celui dont on se
sert généralement est l'éponge préparée. Il consiste à
introduire dans le col une éponge préparée de façon à
être réduite à son plus petit volume. Par la dilatation
progressive de l'éponge, le col est ramolli et son
orifice élargi. Mais ce moyen qui peut offrir de réels

avantages dans les accouchements provoqués à échéance de plusieurs jours, est absolument insuffisant dans le cas d'éclampsie où le médecin est obligé de hâter la solution. Il en est de même du sphéno-siphon de Schnac-Kenberg, qui n'a d'autre mérite que d'être le rudiment d'autres instruments qu'on a inventés depuis. Les dilatateurs métalliques du col sont abandonnés et toutes les faveurs sont pour les instruments qui servent à décoller les membranes.

Dès 1800, Hamilton avait conseillé, pour provoquer le travail de l'enfantement, de forcer le col avec le doigt et de décoller les membranes. On remplaça le doigt par la bougie ordinaire qu'on introduisit de 15 à 18 centimètres dans la matrice; puis vinrent les injections d'eau chaude intra-utérines, et enfin l'ampoule de Tarnier, le double ballon de Chassagny et tout ce qu'on a construit sur ces deux modèles. Dans l'éclampsie, où les accidents convulsifs ont déjà prédisposé l'utérus à la contraction, la sonde élastique sera souvent suffisante, comme le prouve l'observation de notre distingué confrère, M. Chambrelent (*Journal de Médecine de Bordeaux*, 6 mars 1887). Mais si, le décollement opéré, les contractions déterminées, le col se dilate trop lentement, on obtiendra un bon résultat des doubles ballons. L'ampoule de Tarnier, à cause de sa forme régulièrement arrondie, se maintient moins facilement en place qu'eux. Ces instruments, admirablement inventés, opèrent par le décollement et la dilatation en même temps.

Reste à dire un mot de la ponction de l'œuf. Elle doit être faite par un des nombreux instruments qui ont été imaginés pour cela. Ce sont généralement des trocarts fins et courbés en arc de cercle. La ponction se fait immédiatement au-dessus de l'orifice interne de la matrice. Meisner mit en pratique la ponction vers le fond de l'utérus, afin que, pendant le travail, il puisse se former une poche des eaux. On doit retirer très peu de liquide (15 à 20 gr.), et habituellement cette petite opération est décisive. Les contractions ne tardent pas à se déclarer. Tels sont les moyens qui sont les plus rationnels pour provoquer l'accouchement chez les éclamptiques enceintes de sept à neuf mois.

3° La femme est enceinte de moins de sept mois.

Si l'éclamptique est enceinte de moins de sept mois, nous nous déclarons nettement partisan de l'abstention. Là, en effet, l'intervention sacrifiera la vie de l'enfant, sans avoir la certitude de sauver la mère, tandis qu'en s'abstenant on aura souvent la satisfaction de sauver les deux, car la continuation de la grossesse n'est pas un fait absolument rare. Nous avons eu une preuve de ce que nous avançons chez Mᵐᵉ D. de C..., qui fait le sujet de la cinquième observation. Je dirai même que le sacrifice du produit de la conception pourra être fatal à la mère. Les manœuvres auxquelles il faudra se livrer pour cela seront de nature à augmenter la violence des accès et à empêcher l'action curatrice du traitement médical. Je sais que le médecin, dans les cas heureusement rares où l'issue de la maladie sera fatale à la mère, se demandera s'il n'eût pas été préférable d'intervenir (on craint toujours de n'avoir pas fait assez); mais, à mon avis, il devra rester en paix avec

sa conscience, car il aura agi rationnellement au point
de vue clinique. Je craindrais même qu'en voyant succomber sa cliente après l'intervention chirurgicale, il
ne puisse pas avoir la même consolation. Ainsi donc
toutes les fois qu'une femme enceinte de moins de sept
mois sera prise d'éclampsie, il faudra instituer un
traitement médical rationnel et faire de l'expectation
au point de vue chirurgical. Tel est, aussi brièvement
dit que possible, notre avis sur les soins chirurgicaux
à donner aux éclamptiques pendant l'accès. Comme
on l'a vu, nous sommes partisan tantôt de l'intervention, tantôt de l'abstention, suivant les indications que
nous tirerons de chaque cas. Mais quand nous sommes
interventionniste, nous ne le sommes que d'une manière *médiate*, c'est-à-dire après avoir épuisé les
ressources du traitement médical.

Nous aurons terminé l'énumération des soins à
donner aux éclamptiques pendant les accès quand
nous aurons dit que, si les attaques surviennent après
l'accouchement, le médecin accoucheur devra de plus
se rendre compte si l'utérus n'est pas irrité par la présence de quelque caillot. Dans ce cas, il le retirera immédiatement en prenant la précaution d'introduire la
main dans l'utérus lentement et avec toute la douceur
qu'il lui sera possible d'y mettre.

CHAPITRE IV

Observations cliniques d'accès éclamptiques.

(PERSONNELLES)

OBS. I. — Mme B... de M..., âgée de vingt-deux ans, primipare, est atteinte d'attaques d'éclampsie dès le début du
travail. A notre arrivée elle a eu déjà trois accès; après le
coma, elle n'a pas repris connaissance. Elle est albuminurique et a une infiltration considérable. Nous donnons immédiatement 2 grammes de chloral en lavement, mais le rectum
ne le conserve pas. Cinq minutes après, deuxième tentative
aussi infructueuse que la première. Nous administrons alors
2 grammes de chloral par la voie buccale, qui sont conservés;
dix minutes après, nouvelle dose de 1 gramme; enfin, quatrième gramme administré après dix nouvelles minutes, et
nous remarquons alors que la respiration devient plus régulière. La malade est prise du sommeil chloralique; nous
pratiquons en ce moment le toucher vaginal : la dilatation
est à peine commencée (largeur d'une pièce de 1 franc), le
col très dilatable; nouvelle prise de 1 gramme de chloral, et
nous nous mettons en mesure de pratiquer la dilatation ma-
nuelle. Nous opérons lentement, laissant de temps en temps,
par une immobilité absolue, un repos relatif à l'utérus; la
poche des eaux est rompue sans amener de plus vives contractions. Après une manœuvre d'un quart d'heure et une
ouvelle administration de 1 gramme de chloral, nous péné-
trons complètement dans la cavité utérine, pratiquons la
version podalique et terminons l'accouchement. La malade
n'a rien senti. Nous ordonnons de continuer la médication

chloralique : 1 gramme par heure pendant quatre heures, et
de suspendre ensuite si de nouvelles attaques ne surviennent
pas. La malade dort huit heures, après la dernière administration de chloral, et se réveille en notre présence pour se ren-
dormir et rester toute la journée dans un demi-sommeil. Les
suites de couches furent normales, et Mme B... guérit sans
autre incident à noter. M^mo B... n'eut dans la suite aucun
trouble dans l'estomac.

Obs. II. — Mme C... de M..., primipare, âgée de vingt-quatre
ans, légèrement albuminurique (œdème des malléoles), est
prise pendant le travail d'accès éclamptiques. A notre arrivée
elle a eu déjà quatre crises. Elle reprend connaissance dans
l'intervalle des accès et ressent très vivement les douleurs de
l'enfantement; la tête de l'enfant est dans le détroit inférieur.
Nous administrons par la bouche 2 grammes de chloral;
immédiatement après, cinquième accès que nous laissons
passer, pour administrer un troisième gramme de chloral.
Dix minutes étant écoulées, nous administrons une nouvelle
dose de 1 gramme du médicament. A ce moment, l'action du
chloral sur la malade est manifeste; nous appliquons alors
le forceps et terminons l'accouchement. Légère hémorragie
qui cède assez facilement sans autre traitement que l'application de quelques compresses froides sur le ventre et à la
vulve. (C'est à dessein que nous ne donnons pas d'ergot de
seigle et que nous n'excitons pas l'utérus par des manipula-
tions violentes.) Nous prescrivons la dose de 1 gramme de
chloral toutes les demi-heures pendant deux heures, et
1 gramme toutes les heures pendant quatre heures. Le sommeil dure encore dix heures après l'accouchement. A son
réveil, elle ne veut pas croire qu'elle est accouchée. La
guérison s'opère sans aucun accident. La malade n'a, elle
non plus, ressenti aucun trouble du côté de l'estomac.

Obs. III. — M^mo G... d'O... a eu un accouchement normal.
Hémorragie après la délivrance. On lui fait prendre 2 grammes

de seigle ergoté; une heure après, attaque d'éclampsie. On nous envoie chercher en toute hâte sans nous trouver. Quand nous arrivons, cinq heures plus tard, elle a eu sept accès dont le dernier ne le cède en rien en violence au premier. Les urines, que nous avons retirées de la vessie par la sonde, ont trace d'albumine. Nous administrons, toujours par la même méthode, 4 grammes de chloral en vingt minutes et attendons son effet. Les crises ne reparaissent que deux heures après; elle en a une moins forte que les premières, et alors qu'elle avait absorbé en tout 6 grammes de chloral. Nous en prescrivons 2 autres grammes à la fois et attendons. Une heure et demie après, les crises n'ayant pas reparu, nous faisons prendre à la malade 50 centigrammes de chloral seulement, dose que nous faisons renouveler trois fois encore, d'heure en heure. La malade ne se réveille que longtemps après et n'a plus aucune crise. Comme les deux autres, elle ne ressent qu'une immense lassitude, mais rien du côté de l'estomac n'est venu compliquer sa convalescence.

Obs. IV. — Mme G... de R..., âgée de vingt-un ans, primipare, est prise, immédiatement après la délivrance, d'un fort accès d'éclampsie; nous arrivons auprès de la malade une heure et demie après cet accès. Elle a l'esprit très lucide, se plaint d'un violent mal de tête et d'une blessure très profonde qu'elle s'est faite à la langue pendant son attaque. Bien que pendant cette heure et demie elle n'ait pas eu de nouvelles crises et que rien ne nous indiquât d'une manière formelle qu'elle allait en avoir d'autres, nous lui administrons 4 grammes de chloral en vingt minutes, en prescrivons 4 autres grammes en quatre heures. Le sommeil chloralique dure en tout dix heures. Pas de nouvelles attaques; suites de couches normales. Rien à l'estomac.

Obs. V. — Mme D..., âgée de vingt-trois ans, demeurant à C..., est enceinte de quatre mois. Elle est prise à six heures du matin de crises convulsives, et on nous appelle en toute

hâte. Nous sommes témoin d'une crise d'éclampsie très violente qui ne dure pas moins de trois minutes : c'est la troisième.
Les urines, que nous faisons examiner par M. P..., pharma-
cien, ne décèlent aucune trace d'albumine. Nous administrons
à huit heures 4 grammes de chloral en vingt minutes : la
malade s'endort. A neuf heures douze minutes, nouvelle
crise moins forte que la précédente ; nous administrons
1 gramme de chloral à neuf heures trente, puis un autre à
dix heures. A onze heures moins le quart, nouvelle attaque.
La température est à 39° ; à onze heures et quart, septième
gramme de chloral. A onze heures et demie, la température
est à 39°2 ; à onze heures trois quarts, huitième gramme de
chloral. Midi et demi, même température, neuvième gramme
de chloral. A une heure, alors que la malade paraissait assez
calme, nouvelle agitation qui se termine par une nouvelle
crise, mais bien moins forte que les précédentes, dixième
gramme de chloral. Une heure trente, température 39°. Cette
diminution de chaleur nous fait espérer une sédation du mal.
Une heure quarante-cinq, onzième gramme de chloral : la
malade dort profondément. Deux heures trente, température,
38°7. Trois heures, la malade dort toujours, douzième
gramme de chloral. A quatre heures, température, 38°2,
suppression de médication : la malade dort jusqu'à deux
heures de la nuit. Dès le lendemain, nous ordonnâmes à la
malade 3 grammes de bromure de potassium, et cela pendant
quinze jours. A partir de cette époque, nous faisions faire
tous les mois, pendant tout le reste de sa grossesse, une médication de dix jours de bromure de potassium à 3 grammes
par jour. L'analyse des urines a été fréquemment faite ; sur
vingt analyses, cinq seulement ont donné quelques nuages
légers d'albumine ; les autres ont été négatives. Mme D...
est arrivée à terme ; son accouchement a été normal. Notre
malade ne s'est jamais plainte de troubles du côté de l'estomac.

Cette observation est surtout intéressante à cause

de la gravité des attaques qui n'ont eu aucune influence sur la gestation.

OBS. VI. — MM. A... et A... C..., médecins à P..., m'appellent pour leur prêter mon concours auprès de Mme X..., demeurant à P..., primipare, âgée de vingt ans, atteinte, dès le commencement du travail, d'attaques d'éclampsie. La malade a un peu d'œdème aux membres inférieurs, et l'analyse nous apprend qu'en réalité elle est légèrement albuminurique. Mes confrères ont déjà, à mon arrivée, pratiqué une large saignée, ce qui n'empêche pas la malade d'avoir, immédiatement après, une crise très violente (la troisième). A notre arrivée, nous décidons, de concert avec eux, d'administrer (voie buccale) 4 grammes de chloral en vingt minutes : la malade s'endort, et l'examen nous fait constater que le travail est à peine commencé; dilatation de la largeur d'une pièce de 2 francs. Le col est rigide, et nous craignons que la dilatation forcée n'amène des accidents. Nous décidons alors que nous nous en tiendrons à une surveillance armée. En effet, nous ne quittons pas la malade et lui administrons toutes les heures 1 gramme de chloral jusqu'à la dose de 15 grammes. Les accès cessent pour ne plus reparaître; mais ce qu'il y a d'intéressant dans cette observation, c'est la régularité que conserve la marche du travail. La parturiente dort profondément et ne se réveille, pour pousser quelques gémissements, qu'au moment des douleurs. Nous n'eûmes à intervenir en rien; l'accouchement se fit très naturellement, nous prouvant ainsi qu'il ne faut pas toujours se hâter, même pendant le travail, de vider l'utérus pour faire cesser les accès. D'autres faits semblables à celui-ci, que nous avons vus consignés dans d'autres observations, ont contribué à modifier notre intervention chirurgicale, comme d'ailleurs nous l'avons déjà dit en temps et lieu. Nos confrères, qui ont continué dans la suite à donner des soins à cette malade, n'ont eu à constater aucun trouble gastrique.

Obs. VII. — M. B..., médecin à T..., nous appelle pour lui
aider à donner des soins à Mme X..., primipare, non albuminurique, atteinte d'éclampsie puerpérale. L'accouchement
avait été fait sans incident à noter; mais, après la délivrance,
était survenue une hémorragie considérable : on avait administré 4 grammes de seigle ergoté. Trois heures après l'accouchement, Mme X... fut prise de crises convulsives. Notre
confrère n'eut aucune difficulté à diagnostiquer l'éclampsie,
et ordonna une potion anti-spasmodique (bromure de potassium, 5 gr.; teinture de belladone, 10 gouttes) et 2 grammes
de chloral dans un lavement qui fut ou mal administré ou
non toléré. Les crises ne cessent pas sous l'influence de cette
médication; on nous appelle en consultation : la malade avait
eu au moins vingt-cinq attaques; elle conservait le facies
hideux de la crise éclamptique, restant dans le coma le plus
profond jusqu'à ce qu'un nouvel accès vint la convulser une
fois de plus. Bien que les désordres cérébraux nous parussent
aussi profonds qu'on pouvait le craindre dans cette circonstance, notre confrère consentit de très bonne grâce à nous
laisser administrer le chloral selon notre modalité habituelle.
Onze heures du matin, 5 grammes en vingt minutes; quelques
minutes après l'ingestion de la dernière dose, nouvelle attaque. Midi, nouvelle médication de 1 gramme de chloral;
midi et demi, septième gramme de chloral. Température,
40°1. Une heure, huitième gramme de chloral. Nouvelle
attaque à une heure vingt, moins forte et avec cette circonstance encourageante que les autres accès arrivaient toutes
les quarante-cinq minutes environ, et qu'il y a eu entre
les deux derniers près de deux heures de distance. Une
heure cinquante, neuvième gramme de chloral; deux heures
et demie, dixième gramme du médicament. Trois heures,
autre attaque, mais très faible; température, 39°5. Trois
heures et demie, onzième gramme. Quatre heures, douzième
gramme; température, 39°; 2 autres grammes de chloral
en deux heures; plus d'attaques. Sommeil jusqu'à deux
heures du matin. Notre confrère nous a raconté qu'alors elle

ouvrit les yeux, but quelques cuillerées de vin, se rendormit un quart d'heure après jusqu'à quatre heures ; à partir de ce moment, elle passa la journée dans l'abattement, mais elle était sensible aux bruits extérieurs et regardait quand on l'appelait. La respiration étant très oppressée, l'auscultation fit découvrir une congestion pulmonaire intense. La nuit et le lendemain, aucune amélioration ne se produisit dans cet état, et ce ne fut que trois jours après qu'elle mourut asphyxiée.

Cette terminaison fatale doit-elle infirmer l'opinion que nous avons de l'action du chloral et peut-on compter cette observation comme un insuccès ? Nullement. La malade est morte des suites des convulsions nombreuses qui ont précédé la médication chloralique, et, dans ce cas, où Jaccoud, comme nous l'avons dit, voit une contre-indication à la médication chloralique, nous maintenons que le chloral a arrêté les accès éclamptiques et que la malade eût probablement guéri si on l'avait administré à hautes doses dès le début de la maladie, alors que tous les organes n'étaient pas encore désorganisés par les convulsions.

CHAPITRE V

Soins à donner aux éclamptiques après l'accès.

Cette scène atroce des convulsions vient de se terminer pour ne plus se reproduire : l'éclampsie est
enrayée dans sa marche effrayante. Le médecin a-t-il
fini son rôle? Nullement. Sans doute, les plus grands
dangers sont évités, la plus grande partie de sa tâche
est accomplie, mais il se doit encore à sa malade. Les
troubles profonds dont les organes des éclamptiques
ont été affectés ont pu occasionner des désordres qui
pourront être la cause de maladies pleines de gravité;
car si le plus habituellement ces désordres se répa-
rent avec facilité, ils peuvent être cependant un danger, et le médecin doit non seulement les connaître,
mais aussi en prévenir les effets. C'est ce que nous
allons rapidement exposer.

Immédiatement après la cessation des attaques
éclamptiques, la malade ne sort du coma que pour
tomber dans le sommeil, sommeil provoqué, il est vrai,
par la médication. Or, le médecin doit non seulement
le respecter, mais, à notre avis, il doit le maintenir
en continuant le remède hypnogène. Il aura l'avantage
de diminuer les chances de retour des accès et, en
même temps, de permettre au corps de vivre pendant
une douzaine d'heures d'une vie végétative très propre

à ramener un peu de sédation dans le cerveau si puissamment affecté. On nous dira peut-être qu'agir ainsi, c'est augmenter la congestion passive de l'encéphale qui est déjà congestionné. C'est possible, mais nous aurons des moyens pour combattre cet apport sanguin s'il est un danger.

Tout en agissant dans ce sens, l'attention du médecin doit être portée vers un phénomène morbide, fréquent chez les éclamptiques, que Blot a signalé un des premiers dans ses observations : je veux parler des hémorragies utérines. Nous ne croyons pas que l'éclampsie puerpérale prédispose par elle-même aux hémorragies, mais la plupart des éclamptiques étant albuminuriques, elles puisent dans cette complication les causes prédisposantes à cet accident par une fluidité particulière du sang qui a perdu une partie des principes auxquels il doit sa plasticité naturelle. Les cas qu'on a relatés où ces hémorragies ont été mortelles sont très nombreux, et le médecin doit être prévenu pour être armé de toutes pièces. Il devra donc, pour les prévenir, surveiller exactement l'état de l'utérus, et s'il se ramollit, ramener la contracture par de légères frictions à son niveau. Je dis légères frictions, car, dans ce cas particulier, nous proscrivons ce froissement violent qu'on exerce sur les parois utérines dans les inerties qu'on rencontre quelquefois après les accouchements laborieux et qui nous ont réussi souvent ; nous les proscrivons parce que nous ne voulons pas trop exciter l'utérus, qui pourrait encore réveiller la susceptibilité de la colonne motrice de la moelle et ramener l'éclampsie. C'est pour le même motif que nous rejettons l'usage du seigle ergoté, pour commencer plus spécialement par les injections d'eau très chaude qui arrêteront le plus souvent l'écoulement sanguin sans troubler l'état des nerfs utérins. Cependant nous devons dire que si l'hémorragie est menaçante pour la vie de la malade, tous les moyens seront bons pour l'arrêter; car la crainte incertaine de ramener les attaques éclamptiques ne doit pas paralyser le médecin au point de l'exposer à laisser succomber la patiente.

Si le raptus sanguin vers le cerveau a occasionné une extravasation, les désordres se manifesteront par de l'hémiplégie, qui sera le plus souvent incurable. On la combattra par les moyens ordinaires, émissions sanguines, purgatifs, révulsifs, etc..., et, je le répète, la résorption du caillot sera toujours longue et la femme hémiplégique dans ces conditions ne verra pas de longtemps revenir le libre exercice de ses membres.

Sans y avoir extravasation sanguine, les troubles de la circulation ont été assez profonds pour que les vaisseaux cervicaux puissent rester congestionnés, et soient par cela même la cause d'états morbides graves, tels que congestion cérébrale et méningite. Ce sera surtout chez les éclamptiques qui auront eu des attaques nombreuses et où le coma aura été de longue durée que l'on devra craindre l'apparition de ces affections et chercher à les prévenir. Pour cela, il sera bon d'employer une médication prophylactique énergique, telle que : application de sangsues aux apophyses mastoïdes, réfrigérants sur la tête, révulsifs aux membres inférieurs, calomel à dose fractionnée, ventouses à la nuque et au niveau de la ligne courbe occipitale postérieure, etc. Il va sans dire que les émissions sanguines seront employées selon les indications que fournit chaque malade, et qu'on devra même s'en abstenir complètement chez les éclamptiques qui seront déjà affaiblies et anémiées par des pertes trop abondantes. D'autant mieux que, chez celles-ci, les accidents congestifs du côté du cerveau et de ses enveloppes disparaîtront rapidement d'eux-mêmes, ou sous l'influence de quelques révulsifs promenés aux membres inférieurs. Si, malgré toutes ces précautions, les phénomènes morbides évoluent, il faudra instituer le traitement ordinaire de ces phlegmasies. Comme elles ne tirent, en effet, aucun caractère spécial de l'état éclamptique en discutant les divers traitements qu'on institue pour les combattre nous embrasserions un sujet trop vaste et qui sortirait de la question que nous avons à étudier.

Les troubles fonctionnels cérébraux se traduisent le plus souvent par le délire aigu, la perte de la mémoire, la manie. Le délire aigu est un phénomène morbide de peu de durée et qui devra céder rapidement pour ne pas être funeste à l'éclamptique; sa cessation est d'ailleurs rationnelle. Produit par l'hyperthermie ou les troubles nerveux, il doit disparaître avec ces états pathologiques, à moins toutefois qu'il ne diminue d'intensité que pour rentrer dans un état pathologique d'un ordre inférieur, la manie. Il serait intéressant d'étudier si l'éclampsie seule peut produire la manie et si cet accident pour subsister ne doit pas se greffer sur une prédisposition héréditaire; mais ce n'est pas

le lieu, et noùs devons nous contenter de désigner la
médication que l'accoucheur doit instituer s'il craint
de voir éclater ces troubles fonctionnels cérébraux.
Elle doit être essentiellement calmante. Les bains prolongés en constituent un des moyens les plus habituellement employés. Mais si l'éclamptique vient d'accou-
cher, ce qui sera le cas le plus habituel, on comprendra la difficulté qu'aura le médecin à les employer
et la réserve avec laquelle il y aura recours. Mais les
narcotiques (opiacés, chloral) seront, par contre, très
indiqués. On devra employer ces remèdes ensemble
ou séparément et arriver, si le besoin s'en fait sentir,
à des doses très élevées.

La perte de la mémoire est un accident passager
qui résulte de l'ébranlement cérébral occasionné par
les crises convulsives. Il ne persiste généralement pas
et je ne connais pas d'observation où il ait été définitif.

Poumons. — Plèvres. — Foie. — Le cerveau ne
sera pas le seul organe vers lequel il pourra y avoir
des poussées congestives pendant la crise éclamptique.
Les organes thoraciques pourront être, eux aussi,
le siège d'hyperémie et la stase sanguine dans les
poumons, les plèvres, le foie, sera quelquefois assez
forte pour déterminer des pneumonies, des pleurites
et des hépatites qui créeront autant de complications
pleines de danger pour les éclamptiques qui en seront
atteintes. Pour les prévenir, nous insistons tout particulièrement sur l'application des ventouses sèches ou
scarifiées, selon l'état sanguin des malades, sur le
thorax et plus particulièrement en face des régions

congestionnées. Si l'on a affaire à une femme pléthorique qui ait perdu ou à qui on ait tiré peu de sang dans le traitement de l'accès lui-même, on pourra avoir recours aux saignées générales qui produiront encore des résultats satisfaisants. Nous conseillerons également, quand le foie sera menacé ou même atteint de phegmasie, des purgations répétées par le sulfate de soude, qui agit plus particulièrement sur cet organe et amène des selles bilieuses plus abondantes. On y ajoutera l'usage journalier de l'eau de Vichy. Pour les congestions pulmonaires, on obtiendra aussi de bons effets du kermès à dose nauséeuse. On ne devra pas oublier qu'une affection préexistante du poumon, des plèvres, du foie et du cœur, recevra une impulsion nouvelle par le désordre considérable qui sera porté dans l'hématose et la circulation et devra attirer doublement l'attention du médecin qui ne saurait dans ces conditions se tenir trop sur ses gardes.

Organes pelviens. — On ne comprend que trop bien, quand on a été témoin de convulsions éclamptiques, la facilité du développement de métro-péritonites, de phlébites utérines, de phlegmons graves intra-pelviens que favorisent puissamment les troubles circulatoires produits par les convulsions, les froissements d'organes déjà prédisposés à l'inflammation par les fatigues de l'accouchement et, enfin, les manœuvres obstétricales auxquelles on a été obligé quelquefois d'avoir recours. Aussi, en présence de cette imminence d'accidents dans cette région, nous n'omettons jamais d'ordonner des frictions sur le ventre avec l'onguent napolitain belladoné et des cataplasmes. Très souvent, au bout de quelques jours d'emploi de ces topiques, il se produit un érythème médicamenteux qui se termine par la dénudation de la paroi abdominale. Nous ne cessons pas pour cela la médication, mais la continuons, au contraire, jusqu'à ce que des symptômes de salivation nous annoncent qu'il est temps d'arrêter les effets du mercure. Nous ne savons si c'est à cette méthode que nous devons de n'avoir jamais eu d'accident inflammatoire du côté des organes pelviens, mais ce que nous pouvons affirmer, c'est que cette mesure prophylactique n'a aucun inconvénient sur les femmes éclamptiques.

Troubles des fonctions uropoiétiques. — Chez les éclamptiques qui sont albuminuriques — et ce sont les plus nombreuses — il est indispensable de ne pas perdre de vue cette affection, bien que le plus souvent elle guérisse toute seule. Elle guérira toute seule parce que la maladie ayant été occasionnée soit par la compression exercée par la tumeur utérine sur la veine rénale ou la veine cave inférieure, soit par l'hyperémie rénale gravidique, l'obstacle et la grossesse disparaissant, la maladie doit disparaître. D'ailleurs, le régime presque complètement lacté que nous instituons généralement chez les éclamptiques, après la cessation des accès, facilitera cette guérison. Il peut cependant arriver que les troubles rénaux ont été profonds, qu'il a pu se produire une véritable maladie de Brigth, et alors, c'est une maladie confirmée qu'il n'est pas possible de prévenir. Ce n'est plus une éclamptique, c'est une

albuminurique que le médecin aura à guérir en pres-
crivant selon les indications particulières inhérentes à
chaque maladie et que nous n'avons pas à discuter ici :
saignées, ventouses sèches ou scarifiées sur la région
lombaire, diurétiques, boissons alcalines, diète lactée,
sudation artificielle, iodure de potassium, tannin, chlorure de sodium, arsenic, etc., etc.

Désordres de la langue. — Nous avons déjà dit que
pendant les crises convulsives, l'éclamptique pouvait
se blesser profondément la langue. Ces morsures ont
donné quelquefois lieu à des accidents sérieux. On
signale des cas où il a fallu faire la ligature de l'artère
linguale, d'autres où la tuméfaction de la langue a été
telle qu'elle est arrivée à remplir rapidement la cavité
buccale et le pharynx, et à déterminer une suffocation
mortelle. Aussi le médecin doit-il surveiller l'état de
cet organe et instituer un traitement approprié si les
blessures ont été assez graves pour lui donner des
inquiétudes : lotions émollientes d'abord et astringentes
ensuite, fréquemment répétées; si l'écoulement sanguin ne s'arrête pas de lui-même, lotions avec eau très
froide ou fortement phéniquée, glace, compressions
directes, tampons de charpie imbibée de perchlorure
de fer; si, enfin, l'hémorragie persiste malgré cela et
que le danger augmente, cautérisation à l'aiguille
rouge et ligature. Si la solution de continuité est
profonde, on pourra faire quelques points de suture
pour faciliter la réunion par première intention. Contre
les accidents graves de suffocation qui heureusement
sont assez rares pour que nous ne les ayons jamais

vus, on aura la ressource suprême de la trachéo-
tomie.

Petits soins immédiats après l'accès. — Il peut se
faire enfin que les désordres occasionnés par les accès
convulsifs de l'éclampsie aient été peu graves, qu'ils
ne soient l'indication d'aucun traitement spécial pour
disparaître; quels devront être les soins à donner aux
éclamptiques dans ces conditions? Tout d'abord, après
avoir débarrassé la malade des souillures de l'accouchement, l'avoir installée dans un lit propre, et une
chambre demi-obscure, on devra observer autour
d'elle, pendant plusieurs jours, un silence religieux et
lui éviter tout ce qui peut être une source d'excitation.
Lorsque son intelligence commencera à se réveiller,
que la malade demandera des explications sur ce qui
vient de se passer, ne pas la fatiguer, lui répondre
brièvement et lui conseiller le repos; en un mot,
ménager la tension de son esprit et lui éviter toute
émotion. Le régime qu'on lui prescrira sera le régime
lacté, surtout si la femme est albuminurique. Le lait
aura le triple but de la nourrir, de combattre l'irritation possible de la muqueuse stomacale, si le chloral a
été administré par cette voie et de faciliter le rétablis-
sement de ses fonctions uropoïétiques. Si la malade a
perdu beaucoup de sang, on pourra aussi lui administrer du jus de viande et quelques cuillerées de vieux
vin. On ne devra pas donner de potage avant d'être
assuré que les complications qui peuvent survenir
dans son état sont à peu près improbables. Le médecin accoucheur devra enfin surveiller la vessie et le

rectum pour s'assurer de la liberté du ventre, et faire intervenir la sonde et les lavements si le besoin s'en fait sentir.

L'énumération de tous ces petits soins paraitra peut-être superflue dans une question aussi sérieuse que celle que nous avions à traiter; mais rien ne saurait être superflu pour le clinicien, car si les controverses scientifiques suffisent au physiologiste ou au savant de laboratoire, non seulement tout ce qui touche à la maladie, mais aussi tout ce qui touche au malade inté-resse le médecin.

CONCLUSION

Notre tâche est terminée! L'avons-nous bien rem-
plie? Nous n'osons l'espérer et nous n'aurions peut-
être même pas affronté les difficultés de ce concours
si nous n'y avions été conduit par les circonstances. Il
y a plus d'un an (à la Société de Médecine et de Chirurgie de Bordeaux), une discussion sur l'éclampsie
eut lieu qui nous intéressa vivement. Des maîtres en
accouchement et de jeunes praticiens dignes de le devenir, dont nous connaissons depuis longtemps la valeur,
avaient tour à tour pris la parole. Nous avions pensé
apporter notre modeste contingent à l'éclaircissement
de cette question si obscure en publiant les sept observations personnelles que nous avons consignées dans
notre travail et qui ont au moins le mérite de l'unité
dans le remède et son mode d'administration. Ce
fut alors qu'on mit au concours le prix Dubreuilh.
Se poser en concurrent était une entreprise périlleuse,
mais nous l'avons fait sans regret; en nous obligeant,
en effet, à rédiger, discuter et soutenir notre opinion
sur le traitement des éclamptiques, notre travail nous

a rendu plus présents à la mémoire tous les moyens qu'on peut et doit employer; il nous a mis plus sous les armes, si je puis m'exprimer ainsi, pour combattre ce mal redoutable, et, si nous ne pouvons pas dire de notre étude : *Ut prosit ad mercedem,* en présence du bénéfice qu'en retireront nos malades, justifierons-nous au moins notre devise : *Ut prosit ad salutem.*

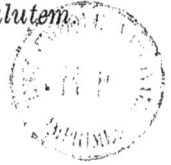

TABLE DES MATIÈRES

CHAPITRE III

TRAITEMENT DE L'ACCÈS ÉCLAMPTIQUE

CHAPITRE IV

OBSERVATIONS CLINIQUES D'ACCÈS ÉCLAMPTIQUES

CHAPITRE V

SOINS A DONNER AUX ÉCLAMPTIQUES APRÈS L'ACCÈS

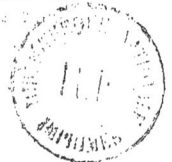

Bordéaux. — Imp. G. GOUNOUILHOU, rue Guiraude, 11.

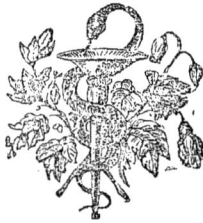